生命關鍵　健康永續

北醫附醫全人醫療的溫柔革命

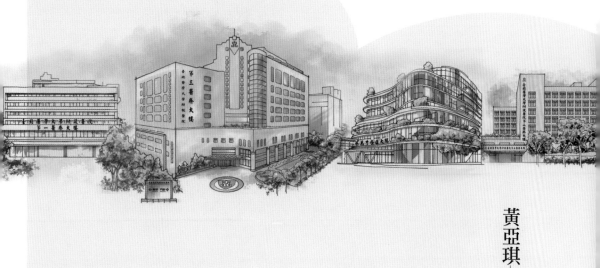

黃亞琪——主筆

推薦序01

見證「全人醫療」溫柔而堅定的前行

衛生福利部部長 薛瑞元

全人醫療（Holistic Health Care）跳脫舊有醫療服務的窠臼及框架，不僅是照顧病人生理（疾病）問題，更強調「以病人為中心」，關注個案心理、社會及心靈層面的全方位照護。

臺北醫學大學附設醫院出版《生命關鍵、健康永續》一書中，彰顯該院奠基於全人醫療理念，多年來持續提供完整的醫療照顧服務，深耕各類人才培育，建構智慧醫院，打造社區健康照護生活圈，更發展多元特色醫療與服務，戮力成為國內外醫療服務典範。

特色醫療團隊表現亮眼，落實整合醫療照護

在血友病中心章節中，醫院集結跨科力量，運用綠色通道，建立一站看診機制，不僅整合院內醫療服務，更兼顧病人與家屬的需求。而攸關孩童健康福祉的顱顏唇顎裂、腦性麻痺與兒童腫瘤等團隊，幫助國家社會與眾多家庭，溫柔地接住一個個有需求的孩子，供給妥適的照護。

有鑒於台灣人口呈現快速老化趨勢，長照的課題社會極為關注，現行除了仰賴政府單位推動的長照服務，更需要民間的力量以及社區的投入。本人身為臺北醫學大學的校友，感謝母校結合附設醫院及相關體系資源，特別針對高齡社會健康議題，從擇取適切空間、結合社區醫療，到長照人才的培育，積極擴展長照量能。

隨著新興醫療科技與社會環境改善促進平均餘命增長，現在的我們也許還沒有立即性長照服務需求，但考量周邊親友或未來你我的老化需求，亟需未雨綢繆布建長照資源，期望能有更多醫療從業人員與機關單位，共同參與規劃配套策略，以完備長期照護體制。

與此同時，經推估國內失智人口已逾三十萬，失智者因嚴重程度不同，照顧模式也不一樣。北醫附醫的失智症中心，建置跨醫療團隊服務，處理個案篩檢、診斷、治療、共病、用藥、營養、復健等相關照護，並積極外展深入社區，從點、線、面，串聯整個失智症社區照護網絡，落實整合性醫療照護。

分享全人醫療照護經驗，建立國際健康服務標竿

為協助醫療體系升級，齊備國際接軌作業，台灣致力促進數位健康資訊與創新智能科技，以優化醫療品質、提升醫療服務普及性，併開展各項新型態醫療照護模式，例如透過遠

距／通訊醫療、人工智慧（AI）運用和其他相關新興技術，達成尖端科技深度整合醫療服務的目標。北醫附醫除不斷尋求革新與精進醫療服務之外，更思考透過尖端科技，進行醫療服務深度整合，偕同台灣衛生政策方向與世界發展趨勢，致力拓展全方位醫療照護體系。

近年COVID-19疫情促使國際社會體認區域合作和醫療數位化的重要性，本書著墨北醫附醫在疫情期間，運用各類數位資訊科技，結合社區醫療，提供偏鄉所需的整合醫療服務。而院方在一萬多公里距離的海外醫療團隊同樣面臨疫情考驗，仍不間斷支援國際友邦醫療服務，更協助建立醫療培訓制度，從預防、管理與照護等面向切入，提供跨越空間的醫療協助，展現無私的大愛精神。本書在在展映北醫體系對醫療服務的辛勞付出與卓越成果，個人深以母校為榮。

在世界衛生組織呼籲各國在二〇三〇年前達到全民健康覆蓋（Universal Health Coverage）的目標下，台灣全民健康保險覆蓋率譽貫全球，而且健保服務支付範疇相對廣泛且周全，我們不吝向世界分享台灣的全民全人醫療照護經驗，並以務實態度參與全球衛生議題，秉持聯合國「二〇三〇永續發展議程」精神，齊心傳承健康永續的發展目標。

做為國際健康服務標竿的台灣，在因應外界環境迅速更迭與無常變動，需要與時俱進的醫療服務與敏捷韌性機制酌予因應，我們需要更多像北醫附醫這樣勇於挑戰、樂於擔責、本持溫柔、心持堅定的醫療單位與從業人員的支持與投入，讓台灣創造更大的國際影響力。

推薦序 02

關心每個生命，也在乎我們的世界

臺北醫學大學董事長 陳瑞杰

永續近年成了顯學，我其實心懷感恩與欣喜。感恩的是我身處教育與醫療體系，從自己接受這樣的教育開始，就是一條長遠並邁向永續的道路；欣喜的是愈來愈多人看到永續的價值與必要性，更多同行的人，為我們的未來努力。

臺北醫學大學（以下簡稱北醫大）體系除了作育英才，更有國際頂尖的醫療體系提供優質的醫療服務。這本《生命關鍵、健康永續》一書，談了許多臺北醫學大學附設醫院（以下簡稱北醫附醫）在邁向醫療中心的路上，如何以人為出發點，提供質量並進的醫療服務，為每個生命全心付出。

醫療是照顧民眾健康福祉的產業，目標就是要照顧和服務有需求的民眾，但最重要的是要讓病人恢復健康。北醫附醫許多醫療服務成形已久，卻仍不斷思考如何優化與創新。例如：醫囑結構化、病歷數位化，讓傳統的醫療作業有了創新模式，不但病患的整體健康歷程一目了然，也增進醫護在照護病人的效率，提升醫療品質。

醫院邁向永續之路，比創新、科技還有特色

醫療健康產業屬於耗能產業，四六％的碳排放直接來自於照護服務，五四％間接來自於藥品醫材相關的供應與製造，北醫大體系早已意識到必須從創新與新科技著手，從區塊鏈到匯集巨量臨床資料與ＡＩ運算，啟動醫療資訊系統3.0的大型計劃，為智慧醫療照護奠定良好的基礎，也為減碳跨出一大步。

創新與新科技，正是邁向永續的重要基礎。像是面對疫情挑戰，我們加速了遠距醫療，不但可以減少碳排，更對行動不便或偏鄉居民有莫大的助益；相信未來選擇到北醫附醫的病人及家屬，一定能感受到新興科技在這裡體現的足跡，與帶來的便利；我們的創新不是只有「新」而已，它是真正落地且貼近民眾的服務。

未來醫院的競爭力不在規模，而是特色！北醫附醫用特色醫療打造「以病人為中心」的服務，從關懷罕見疾病，到關注弱勢群體，不遺漏任何需要幫助的族群。面對國內失智

照護與長照需求，更是投入許多資源整合醫療照護，不僅深入偏鄉與社區的照護服務，多年來早已形成一種網絡，為居民搭起健康照護生態圈。

除了守護國人，北醫附醫醫護團隊並遠赴海外，為友邦的健康把關，這一段跨越赤道的深厚情誼，也讓世界看見台灣，展現醫療外交的最佳實力。另一層面，北醫附醫更協助來台就醫的國際友人，提供完善的整合醫療服務，讓世界看見我們攜手永續，打造健康地球村的理念。

關心每個生命，也在乎我們的世界，這是北醫大體系的精神。而身為全球醫療體系的一員，我們將持續創造價值醫療，以積極的行動來面對健康永續的議題，因為創新與永續是我們的未來。期盼透過此書拋磚引玉，號召更多人為全民健康共同努力，發揮北醫的社會影響力，為促進健康福祉盡一份心力。

推薦序03

健康永續之路沒有終點

臺北醫學大學校長 林建煌

臺北醫學大學以「培育具人文關懷、創新能力及國際視野的醫療生技人才」為教育宗旨，與臺北醫學大學附設醫院、萬芳醫院、雙和醫院、新國民醫院、臺北癌症中心及臺北神經醫學中心，一校六院緊密合作與交流，提供全方位高品質教育、研究與醫療，也奠定北醫大體系成為台灣重要醫療體系的基礎。

作為北醫大體系第一家醫院，北醫附醫在歷任院長及同仁的努力下，從建立基礎到成長茁壯，除了醫療品質的持續提升，優秀人才也不斷累積。在傳承與創新的循環中，許多特色醫療於焉而生，不僅服務內容愈來愈多元，也提供了更好的醫療品質。

特色醫療的核心不僅是醫療行為或設備上的創新，還包括「以病人為中心」的全人醫療照護，並整合跨領域的多專科團隊，提供全面且持續性的照護服務，打造溫暖貼心的全人醫療。《生命關鍵、健康永續》一書，就是我們醫院同仁的付出所帶來品質的改變與影響，並進而帶動北醫附醫的全方位醫療生態圈的最佳見證。

從「全人教育」開始，到落實「全人醫療」

北醫附醫的「全人」包含「全人教育」與「全人醫療」。這概念推到教育層面，從學校端規劃開始，就在為醫療使命培育人才。北醫附醫有許多優秀的醫療人員，人才之間的銜接與傳承相形重要；許多醫療團隊，也肩負教學重任，學校與醫院之間是完全密不可分的關係。

身為國內外中型醫院標竿的北醫附醫，在邁向國際頂尖大學醫學中心的路上，有其神聖的使命與承諾，學校與醫院攜手一起出發，延伸北醫特色的核心價值。透過教學、研究、產學、醫療一體化的教育體系，並進一步與世界接軌，發揮國際影響力。從學校到醫院，攜手走出吳興街，將服務觸角延伸到海外，即使面對嚴峻的疫情考驗，醫師仍不忘從醫初心，籌組全國唯一的「防疫醫護專家團」，兩度飛抵一萬公里之外的友邦，展現堅強的醫衛能力，體現永續發展的社會責任。

「**健康永續之路是沒有終點的！**」書中提及的北醫附醫特色醫療團隊，多年來早已深耕社區、走進偏鄉、跨出國際，種下每一顆良善循環的種子，就如同書中許多感人故事般未完待續……我相信，未來北醫附醫將不只以病人為中心，更深化全人醫療照護，珍惜每個生命。

目錄

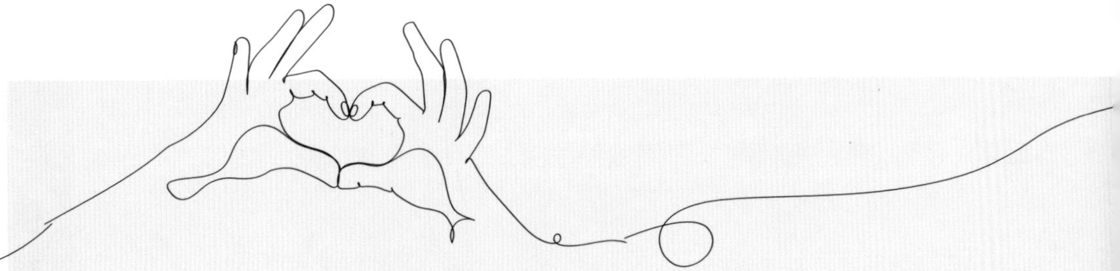

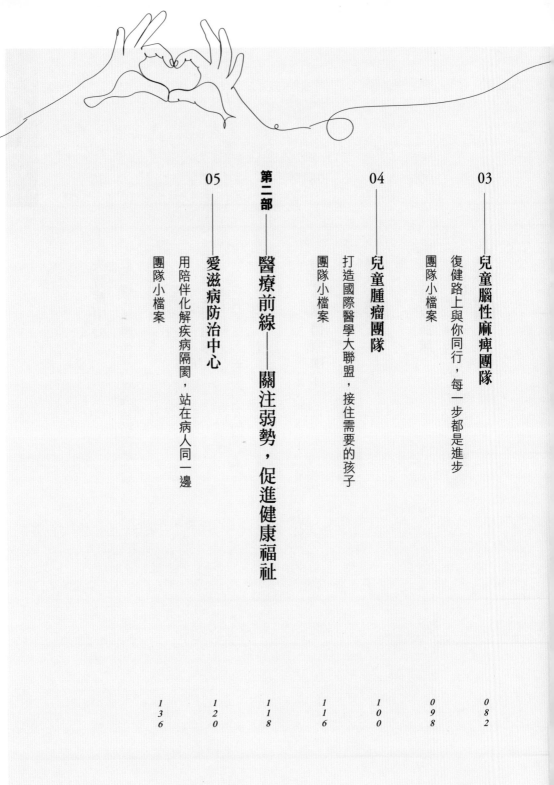

目錄

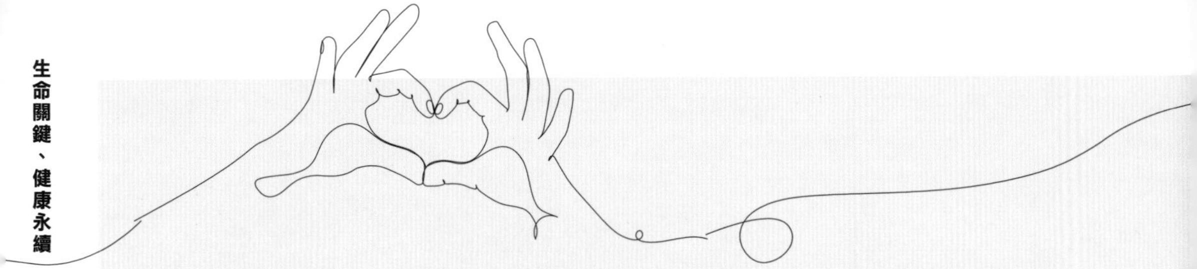

第三部 北醫團隊——關心世界，健康永續承諾 206

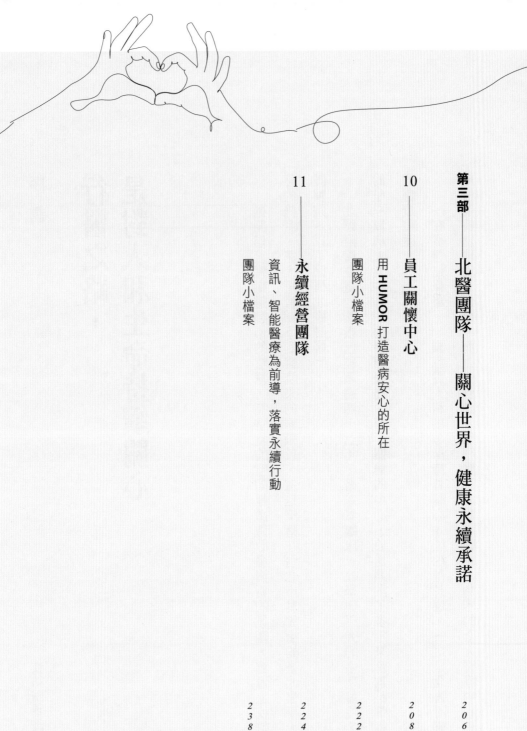

序言

行醫之路，是對人和生命持續關心

採訪整理／陳穎勳

拋開信義區街道鬧市的喧囂，亮堂堂的空間裡微微散發清新的氛圍，廊道上挾帶著盎然的綠意，讓人短暫卸下到醫院來的緊張感。這是座落在台北市吳興街的臺北醫學大學附設醫院（以下簡稱北醫附醫）。

北醫附醫在這裡紮根已經超過四十七年，是兼具臨床、教學與研究的中型醫院，提供的是「以病人為中心」的醫療服務。有了關鍵的中心，於是開啟了多年來跨越距離與範圍的醫療照護。

「**在從醫這條路上，願意對人和生命保持著關心才能走得長遠。**」這是北醫附醫院長施俊明特別珍貴的信念。而這個信念，也呼應了北醫附醫以人為本的全人醫療中心思想，更是醫院多年來持續推動的「五全」醫療照護重要的基礎。

施俊明提到的「五全」，其實在北醫附醫推行已久。雖不是醫界首創，卻有許多特色值得細細來看。從「全人」、「全家」、「全隊」、「全程」、「全社區」出發，就是一個以病人為中心點向外擴散的五角形的環狀概念，照護的不僅是病人本身的健康，還兼顧周邊切身相關的人事物。施俊明直接以醫院的特色來闡述「五全」如何在院內落實，而不是口號。

從身心社靈落實「五全」醫療

「全人」：北醫附醫近年來積極發展全人醫療照護，讓醫療層面由疾病治癒，擴大至心靈健康。提供「以病人為中心」的醫療照護，包含從提供病人身、心、社、靈的全面照護開始，啟動「全人」醫療的歷程。具體來說，過去以病人為中心的照護主要強調在「身」，醫院最擅長的是身體上的醫療，進一步延伸到心、社、靈，這是北醫附醫在推動的全人醫療的出發點。

施俊明強調，靈性關懷，是台灣最缺乏的，目前多半是由宗教相關團體協助，也鮮少有醫療人員接觸靈性這個領域。北醫附醫也是台灣第一家聘任專業靈性關懷師的非宗教醫院。在院內設置兼顧身、心、社、靈全面的照護團隊，由醫療、心理、社工、靈性關懷等專業人員從不同需求介入，同時也補足臨終品質所需的關懷。

「全家」：在照護病人的同時，進而關注到病人的家屬也在陪伴與照顧的過程中跟著受苦，照顧者的身、心、社、靈狀況也需要被關心。於是，對「全家」的照護應運而生。

「全隊」：完整的跨專業醫療團隊，提供病人不同疾病的照護需求，從醫師、護理師、心理師等組成的「全隊」醫療團，照護病人與家屬的健康。

「全程」：從初診一開始接觸病人，到持續的追蹤關懷、健康促進及預防保健等，這是「全程」的照顧。如果是住院病人，除了在住院期間的全程照護，還包括從出院之後回到家中的後續身體調理、回診等，甚至健康地回到工作場域。

「全社區」：病人回到家後，是否有需要繼續照護的地方？從院內照護推展到居家、長照與社區醫療等，也適時結合遠距醫療，這些都屬於「全社區」照護的範圍。

開發台灣版「全人醫療篩檢量表」

簡單說明了「五全」的邏輯到底是什麼，施俊明隨即說明，北醫附醫以「五全」為出發點的許多特色規劃在台灣很罕見，甚至沒有人在做，「全人醫療篩檢量表」（THSS，

Taipei Holistic Screening Scale）就是一例。

北醫附醫開發的「全人醫療篩檢量表」，就是協助質量評估的工具。為了了解病人全人狀態，病人在入院報到時，就會運用此篩檢量表，針對病人進行身、心、社、靈的各項評估，從生理層面的睡眠狀況，到社會層面的生活習慣等，琳瑯滿目的評估細節，並根據量表評估的狀況進行相關專業的會診，提供需要的協助。例如，透過篩檢發現二％的人需要靈性關懷，北醫附醫團隊的介入程度為何？再進而找出是否介入的差異點？從中不難看到全人醫療架構在這裡扮演的角色與價值。

施俊明以血友病中心為例，說明「五全」概念如何體現全人關懷。他分別從就「醫」與「藥」兩個面向來談。

首先，從「就醫」的過程來看，血友病中心的存在不只是醫療，還照顧到病人的人生，這是「全人」的出發點。由於血友病的族群較為固定，也都需要家人陪伴；病人必須定期打針，過程中難免出血或是需要手術。他們經常在醫院裡穿梭，於是北醫附醫血友病中心將整個流程整合，並特闢「綠色通道」，為每個生命的關鍵時刻爭取時間，並集結跨專科的力量，他們需要的服務，醫院協助他們全部安排與考量完備。這是陸續結合「全家」、「全隊」與「全程」的照護。

其次，從病人的「用藥」來思考如何改善。早期血友病的藥物效期一般比較短，幾年前北醫附醫就引進效期較長的藥物，加上醫療人員協助用藥指引，方便家屬可以居家照顧，減少進出醫院的次數。這就是從病人的角度來看事情，提供「全社區」的照護。就這樣在醫院專屬團隊的協助下，為病人帶來最好的醫療照顧，同時提升病人與家屬的生活品質。

特色醫療團隊走出自己特色

而不同的特色醫療團隊「五全」的出發點也各自迴異，從疾病或是地域性考量，都離不開「五全」圍繞的以病人為中心的出發點。

施俊明舉例，「偏鄉最困難的地方是就醫不方便。因此北醫附醫團隊的介入點是在過程中，減少偏鄉居民需要到醫院的機會。偏鄉的範圍其實很廣，以漁船為例，漁民出海需要醫療協助時就要啟動遠距。同樣的概念，漁民出海時就把他們當作是在偏鄉，北醫附醫就會啟動漁民需要的醫療服務模式。」而偏鄉醫療，就是以地域性反思如何落實「五全」的照護。

「偏鄉醫療是結合社區的資源做為基本防線，加上遠距醫療的協助。以社區的老人服務中心為例，從遠端透過攝影機與ＡＩ，從中可以看到病人行動的狀況。透過ＡＩ可以知道他有哪些問題需要解決，鏡頭這邊的醫療人員可以依此先行擬定醫療方式，甚至在醫護人員抵達現場時，就可以直接介入處理，也可以預防老人無法完整表達自己的身體狀況，而錯失治療的黃金時刻。」施俊明接著說。

不過，光是只有遠距醫療，施俊明認為這是不夠的。他舉自己專長的心臟科為例。他對病人觀察的許多資訊是透過聆聽病人的心臟得知，遠距醫療目前還無法讓他可以聽診病人的心臟。因此要搭配社區醫療由醫護人員適時介入，才更能完善偏鄉的醫療服務。

以北醫附醫為例，張詩鑫副院長因此結合社區與遠距的整合服務，運用科技與儀器讓照護更全面，這就是「五全」的概念。社區醫療結合醫院的遠距中心，才能完整落實社區與偏鄉的照護。

終極目標是讓病人與家屬「安心」

遠距醫療也將服務範疇擴及海外，這又啟動另一種醫療照護模式。施俊明說明，北醫附醫的國際醫療其實分為兩部分：一個是遠赴他國的醫療團隊，另一個則是從國外進來台灣的醫療需求服務。

「從國外進來的醫療需求強調的是一站式的醫療，醫師透過遠距開始為海外的病人診療，之後從病患進來醫院體系開始，要讓全程都很順暢。由北醫附醫顱顏中心主任陳國鼎帶領的『顱顏中心』，其中三成病患就是來自海外。唇顎裂患者不只需要唇顎裂專科，甚至還需要口腔專科的介入，團隊還提供後續的相關照護，這是完整以人為中心的案例。」施俊明表示，在前院長邱仲峯的支持下，這個團隊目前已經是院級的單位，也是全台第三個顱顏中心。

而施俊明在擔任醫品副院長時，就鼓勵陳國鼎參加國家品質標章認證（SNQ，Symbol of National Quality）。而北顱顏中心也不負眾望，以「台灣唇顎裂治療網-以家庭為中心的全人醫療模式」榮獲二〇二〇年SNQ國家品質標章。這個中心完全符合「五全」的概念，是施俊明口中目前推動「五全」最經典的案例。

到底「五全」怎麼在這裡落實呢？

他解釋，「這些唇顎裂小孩都需要動手術，然而他們的父母都很年輕；所以小病人手術時，父母就必須放下工作陪同。團隊除了協助家長減緩當中的慌亂與不安，還啟動募款協助他們減緩經濟壓力。甚至術後的換藥與照護，團隊也把這些安排妥善，家人只要照著指示進行即可。讓這些因為孩子生病而產生焦慮的年輕父母，心情可以稍微緩和下來。團隊甚至開設了專用群組，醫護人員定期主動關心病人，對於病患家屬提出的問題也親自一一回覆，讓他們更加放心。」

施俊明娓娓道來團隊在做的事：「雖然沒有刻意去強調身、心、社、靈，但這個中心已經全然給予病人與家屬身、心、社、靈的照護了，且完整具備『五全』的精髓。」不難想像，那個群組的手機通訊提醒聲此起彼落，手機這端的醫護人員，提供給病患家屬的，不只是文字上的關懷與提醒，而是一種安心。

從工作坊著手，潛移默化為院內文化

然而，到底要如何讓團隊願意去做這些事呢？「**要讓全人醫療變成一種文化，一種心甘情願去做的事，而不只是某些人的責任。**」施俊明坦言，如果只是某些人在做這些事，這樣的團隊要堅持下去是很辛苦的。

而北醫附醫這兩年在推動的，就是讓這一切成為一種文化，啟動正向的循環。「當大家都覺得做這些事是對的，就會更正向地去做、會去參與這文化的改變。」而「人」，正是完成「五全」最重要的關鍵因素。

但是，院內同仁都充分理解「五全」的意涵嗎？施俊明說：「為了讓同仁對此有更多了解，除了溝通，更重要的是讓醫院同仁們親自體會這個議題的迫切性與重要性，進一步把它形塑成北醫附醫的文化，成為每個人習慣在做的事。」前任院長在任時期整合全人關懷的元素，將它導入北醫附醫的相關服務，希望能在院內循序漸進落實。

落實，關鍵又回到人的身上；週末「全人醫療照護工作坊」，就是這樣展開的。為的就是讓醫師、護理、醫事、個管等各專業同仁能透過工作坊案例的深度探討、演練、分享，從中體驗全人照護並且培養同理心，進一步能夠以不同角度來看待病人與家屬，更能切身感受到病人的需求。「這個工作坊只是一個起點，讓大家知道醫院很認真在看待全人照護這件事。」星期六下午那場三小時的工作坊，大家用同理心扮演了許多不曾嘗試過的角色，體驗生命有太多的不同。

透過工作坊的實地演練，讓這樣的概念可以真正進到院內同仁的心裡，「五全」的照護模式才能被理解，才能在醫院裡落實。前段的溝通、落實、導入，陸續看到發芽、結果；接下來，施俊明希望可以建立評估機制，讓大家可以有所依循，也可以看到實質推動的成效，落實質化與量化的評估。

靈性關懷的不只病人，還有院內員工

「我們現在看到很多故事讓人很感動，然而感動過後還是需要有能夠評估真正成果的機制。當然質性的改變要看到量化的成果指標很困難，但建構這樣配套機制是必要的。主要能讓參與的團隊能夠看到付出的價值，讓同仁可以看到自己的付出產生改變，產生了實質的意義。這更能讓他們認同且激勵團隊繼續往前，繼續做辛苦但有意義的事情。」施俊明信心滿滿地說，這也是一般醫院較少做得到的。而他，要讓辛苦的同仁們可以看到努力的成果。

要看到什麼樣的成果呢？他再以「顱顏中心」為例，鉅細靡遺的步驟流程，會讓病人很安心；甚至團隊還考慮到病人與家屬生活受到影響、考量到病人舟車勞頓，所以提供了許多額外的協助。然而，最後的手術也要很成功，這才是最美好的成果。這會讓參與的團隊即使多做了很多事情，仍然甘之如飴。

施俊明強調，書中列舉的特色單位，率先為全人醫療的目標打頭陣，這些標竿也自然而然受到各方肯定。有些單位已經耕耘多年，有些則隨著醫療與社會環境的需求日益擴大照護範圍；資深醫療人員樂此不疲，年輕新血更是展現無比熱忱。無關年紀，不分彼此，也不究身分。這樣的氛圍，讓後來加入的年輕醫療人員，在參與的同時也會被這樣的情境感染，認同之後繼而觀念被深化，更能凝聚共識。「當大家自然而然融入這樣的環境中時，很多事情就不是負擔，而是心甘情願、是習慣。這是一種文化的形塑，也是團隊的依循。」

他也不諱言：「醫師畢竟是多數團隊的主要核心，做得好民眾會用腳投票，選擇他們的醫療團隊。這是正向的，團隊會因此受到肯定。從醫院管理階層來看，這是兼顧品質的成果。然而，對於辛勤付出的團隊，誰來照顧他們的身、心、社、靈需求？」

施俊明很肯定地說，北醫附醫的員工關懷中心與其他地方不一樣，這裡也包含了身、心、社、靈的關懷，架構成員一樣有關懷師、心理醫師等。有別於一般單位的員工關懷中心隸屬人力資源單位，北醫員工關懷中心的主任是精神科醫師，對員工關懷的層次也因此更加不同。靈性關懷不是只在病人身上體現，也運用在對員工的關懷。員工也會生病，也有心靈的需要。北醫附醫硬體空間狹小，雖然沒有正式的餐廳，但有免費的咖啡休閒區，員工可以在那裏放鬆、休息。

除此之外，員工的照顧包括實質的經濟層面，以及減少其他工作的負擔。施俊明自己會多用些心力來檢視如何簡化流程，讓大家可以少花一些時間在繁冗的程序上：「不過，醫療是流程簡化最困難的，有病人安全的疑慮，因此會先從護理的角度開始。減少不必要的工作負擔，讓同仁可以有時間去員工休閒區喝杯咖啡，釋放壓力。」

醫囑結構化的必要與好處

施俊明深信，從簡化流程延伸，醫囑結構化也能簡化流程並提升品質。他向來是創新的擁護者，不管在哪個位置上，總會不斷動態盤點有哪些不足，不足的地方就是要創新。結構醫囑就是一個持續創新的案例。結構醫囑做得好，累積一段時間之後會帶出另一個ＡＩ，施俊明是這樣想的。

北醫附醫很早就啟動結構醫囑，毫不猶豫地走在前端。施俊明以三個面向來解釋結構醫囑的必要性：

首先，成為參考指標：病人入院的過程中，每個醫師的診斷與開立的醫囑可能不同；當同一個疾病有如此大的差異時，或許當中有人是錯的。有了結構醫囑做為參考指標，各專科內部就可先根據資料來查看到底符合什麼樣的病徵？它也許符合八〇%的病人狀況，這樣就可以把這些資訊彙整成組套（組合套餐），提供給相同的疾病或手術做為參考。這個概念讓照顧病人的品質能維持在特定水準之上，之後再依照個別案例作調整，讓診斷更為精確，這是運用結構醫囑的精隨。

其次，減少人為錯誤：結構醫囑會減少人為開立醫囑的錯誤，在後續的醫療需求、用藥等判讀上也能更為精確。

最後，與護理系統同步：結構醫囑直接帶進來後，也會連結到護理系統，護理人員也會較為清楚病人狀況，對之後的照護更有幫助。

施俊明認為，「系統化的資訊沒有抄寫正確與否的疑慮，並進而減少犯錯機率。這些都對病人的安全與照護有正面的幫助，對醫院來說，後端管理上也能更為精確，並且更有效率。」

然而，施俊明覺得還是不夠。「這樣的結構醫囑仍然需要帶入更多的訊息，例如住院當下醫院 lab（檢驗室、實驗室）的資料。如果有足夠的數據資料，透過結構醫囑，就會帶入是否應該要有一些調整與改變的考量，這是更高層次的結構醫囑，已經是初階的ＡＩ。」習慣動態盤點不足之處的他，已經在思考下一步的創新。

ChatGPT 可以協助，卻取代不了醫師

提到醫囑，施俊明不免舉了近期熱門的 ChatGPT 為例。「如果給 ChatGPT 足夠的數據、症狀，甚至結合 lab 的資料，詢問它這是什麼疾病，它有可能比很多醫師給出的診斷更正確，因為它背後有龐大的數據與資料庫的支援。這個診斷應該做什麼治療，它會依照數據資料給出建議。」

「不過，ChatGPT 雖然有機會可以帶進醫療體系，但最後仍然不會取代醫師。」他很肯定地下了這個結論：「ChatGPT 的缺點是它沒有看到這些病人，有些細微的觀察是無法

用數據取代的，這是醫師在經驗累積過程中的專業。就像過去談的ＡＩ協助醫療一樣，ChatGPT 一樣可以協助，但最後的責任是在醫師。要採用 ChatGPT 提供的建議？還是需要調整醫療方法？一切的疑問仍然需要醫師做最後的判斷與修正，才能在堅守醫療品質上做最嚴謹的把關。」

而人才足夠才能在醫療品質上面面俱到，這件事情的規劃北醫附醫一刻也未停歇，長照就是一例。施俊明分析，目前台灣進入高齡化社會，醫療的需求增加，相關醫療服務的準備相形重要。然而面對龐大的長照需求卻供給不足的情況下，北醫附醫早已意識到必須輔導更多的長照機構與培養相關人才以因應所需。

北醫附醫目前有三個機構型長照的專案進行中，搭配復健與遠距，也有實質醫療人員進駐。除此之外，培育長照人才的計畫目前也在同步進行。由於社會習性使然，許多長者對長照機構心生排斥，更遑論長照機構原本就不足，因而啟動居家長照的計畫更為迫切。目前北醫附醫社區照護服務也涵蓋居家長照，「五全」的概念也已進到社區當中，落實完善的醫療照護服務。居家長照必須搭配醫療科技與遠距的協助，配合定期或不定期的訪視，這些都需要不同專業人才來共同完成。

院級醫療團隊領軍，共創影響力

聊了這麼多，免不了又回到團隊。施俊明覺得團隊的努力可以被看得見，是他很重要的任務：「每個團隊各司其職，大家都很辛苦，所以一定要有實質產出讓團隊覺得有正向的鼓勵，也會有更多願意投入的年輕新血。」他積極推動流程的簡化，也是為了讓團隊著重在新增的工作，讓精髓留著；但其中因為經驗累積可以簡化的流程，則順勢透過這個機會減輕同仁的負擔。他笑著說：「最理想狀況是到後來並沒有增加工作，還可以好好的喝一杯咖啡。」

書中提及的這群特色醫療團隊，有些已經是院級中心的規模，有些已經把團隊的力量深化到社區，甚至將觸角擴及國際友人。在「五全」醫療照護概念的引導下，北醫附醫的健康照護生活圈範圍越來越大。

而今，北醫附醫的健康照護生活圈在擴大範圍之際，越見深化其社會影響力。以病人為中心的全人醫療照護，結合尖端特色醫療，深入偏鄉也踏進國際，良善的循環已經啟動，永續的行動早已邁出。對於攸關生命的事，是條沒有止盡的創新之路。它需要被用心呵護，需要被盡心照顧。

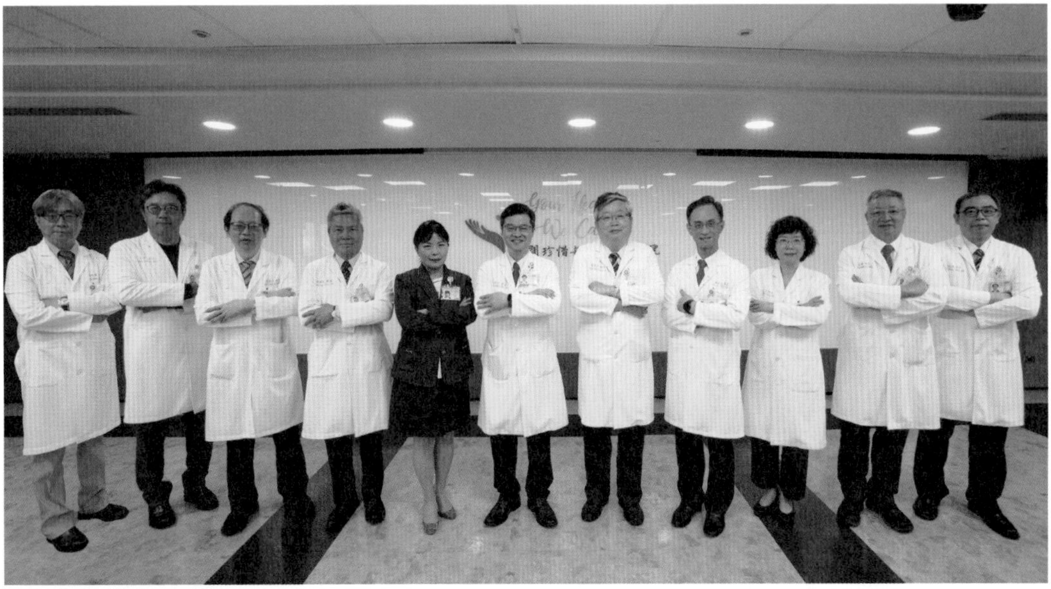
北醫附醫管理團隊在院長施俊明（左六）帶領下，在「五全」的醫療照護概念下，打造一間珍惜每個生命的醫院。

誠如施俊明自己所言：「……願意對人和生命保持著關心，才能走得長遠。」以至誠之心，集眾人之志，這群率先踏出的團隊，就在時間慢慢的累積之中，早已悄悄地深化他們國內外的觸角，發揮北醫附醫的核心價值與影響力。

沒有界線的藩籬，也不存在距離的限制，每個生命都值得被好好的用心對待，這是北醫附醫的承諾，也是使命。

楔子

打造一間有溫度的醫院

當三分之二的人朝正確的方向前行時，組織內的蹺翹板就會開始翻轉了！聽起來像句格言式的口號，此刻正發生在臺北市信義區吳興街口所在的臺北醫學大學附設醫院（以下簡稱北醫附醫），持續上演著。

這是一場醫療的寧靜革命。

這個場景，不僅散見於北醫附醫的院內各個角落，甚至延伸至附近的吳興社區、更遠處的信義商圈；在這裡我們看見了「全人醫療」新面貌的實踐，也如同北醫附醫前院長邱仲峯所期許的：「這裡是一份心可以安放的所在。」不僅僅只是扶傷救病，而是將醫療服務從醫院內部輻射到外部社區鄰里，甚至跨海到友邦異鄉。

打造硬體建設，同步建構軟體工程

猶如每位來到北醫附醫的訪客與病人，在第三醫療大樓服務台前的電視牆上，閃爍的影像正播放著安寧照護跨團隊的分享事蹟，矗立在四周的自動化掛號系統，讓人宛如走進現代化的科技場域。

當然，軟硬體只要大家同心協力，都會達到一定成效。目前在硬體方面，臺北醫學大學（以下簡稱北醫大）的兩大建設：分別是蔡萬才癌症大樓與質子中心，均已完工啟用，開始運作治療病人，這些都助於醫院營運。

但是，軟體工程往往是一條永無止盡的路。邱仲峯坦承：「最困難的是，全人醫療身、心、社、靈的軟體工程推動。」如果僅止於喊喊口號的階段，自然不可能成為打底的基石，而醫院很努力的推動，同仁們也都相當配合。因為做這些事與醫療本業無關，所以要讓他們打從心底願意做，更不容易。

首先，要將全人醫療的「知識理論」進行架構，再對全體同仁進行知識層面的完整介紹與闡述。然而，考慮到「教條式」的宣導可能停留在同仁們聽一聽，就左耳進右耳出的現實，於是，在知識架構下又衍生出一套「方法論」：迥異過去「以病人為中心」的照顧思維，全人醫療的精髓則是「同時兼顧身、心、社、靈」四個面向。

畢竟大家對於「身心社」比較了解，相對在「靈性」領域方面顯得陌生，可是如果沒有靈性照顧（Spiritual Care），就如同拼圖少了一塊也不完整。具體來說，醫院最擅長的是身體上的醫療；社會層次稍微弱了一點，但還有社工體系網護著；接著的心理層次則再更弱一點，不過也有心理師可替補；至於靈性層次幾乎呈現真空狀態。邱仲峯言簡意賅點出其中重點，**「除了宗教醫院外，鮮少有醫院人員接觸這個領域。所以，我們要同時健全身、心、社、靈四大部分，且能上陣執行，這才是全人醫療照顧。」**

打底工程第一步，透過工作坊實際演練

打底工程自非一蹴可幾，清楚定義，讓同仁們先知而後動。接著就是組織改造。而具體作法就是安排在週末舉辦的全人醫療照顧工作坊；這週是醫師組、下週就輪到護理組、接著是技術組、個管組等不同組別分批進行訓練，光在醫院大概就有十幾個不同職類參與。

每次分批動員十幾、二十個種子師資，每次約三小時的工作坊裡，透過小組成員角色扮演進行實際演練，在換位思考中，開始拋棄本位主義，學習覺察、理解他人不同的立場。每次工作坊的老師會先準備標準案例，約八個人一組，透過標準個案引導同仁們討論。在教練引導下，彼此間的討論是往深度探索，大家也會針對某些特定問題，進行更深入的意

見交換。

在小組演練中，因為每個人扮演的視角不同，看法自然不一樣，慢慢地就會跳脫過去自我中心的思維模式，從病人或第三者視角為出發點，如此執行起來，才可能完整了解一個病人病況，而非僅僅治療好表象上的傷疤病痛而已。

「**身體的病痛往往是最後的結果，如果沒有溯源，花時間去了解源頭的『因』，就是治標不治本。**」邱仲峯補充說明。透過角色扮演，讓同仁開始明白，原來關心病人，不能只注意他的肚子痛、胃疼而已，可能還有其他問題，如夫妻相處、家庭經濟等等隱藏因子，都可能影響健康。

然而工作坊的演練，僅是開啟認知全人醫療的大門，當同仁們有所啟發，就如同邏輯思維圖開展的連鎖效應。過去醫護可能一看到病人，想的只是治好病痛就好，但沒想到這些症狀都只是結果，背後還有一連串的連動因子，在在牽動的是一個個靈動的生命。

除了每週舉辦的工作坊之外，每個月也推動四次全院演講，其中至少有一次是討論全人醫療議題。從短短數月已經辦了十幾場，目前還在進行中。而完全採取報名制、每梯次僅收五十名的工作坊也已經排到半年後，同仁還是持續報名。

儘管只有短短三個小時，卻是一個啟動的開關。透過工作坊，讓同仁開始傾聽與對話。

打底工程第二步：成立員工關懷中心

緊接著，打底工程第二步，就是直接在院內設立「員工關懷中心」部門。

提起發想背後，邱仲峯解釋，自己當年在馬偕醫院進行臨床醫師訓練時，注意到所有宗教醫院都有「院牧部」，甚至其中的神職人員編制比社工還要多。到底這個院牧部在做什麼事情呢？就兩件事：第一個是關懷員工，第二個是關懷有需要的病人。當時的他就在想：難道不是宗教醫院就不能這樣做嗎？

於是，「員工關懷中心」應運而生，在這個中心裡，團隊中有社工師、心理師、靈性關懷師等成員，現任專責主任鐘國軒則是一位精神科主治醫師。

除了照顧同仁，也照顧有需要的病人。根據統計，該中心一個月申請需求照顧的個案超過兩、三百位，約五分之一是員工，五分之四是病人。再透過統計報表交叉分析發現，醫院一年來發生醫療糾紛的件數少了一半。雖然目前還沒辦法達到歐美的水準，但已經建立起一套「北醫附醫專用」的制度，未來可能會授權給其他醫院。

這套制度的運作，從每位進到北醫附醫的住院病人開始，要先經過第一關，填寫具備版權且經過信效度校正過的「全人醫療篩檢量表」。護理人員會先詢問病人關於量表上的種種問題，之後會得出一個分數。從分數高低就能分析出病人在身體、心理、社會和靈性四大構面的狀態，院方就能給予病人所需要照顧的層級。

「全人醫療篩檢量表」的分數，也會被納入關懷中心資料庫裡，醫院就能即時掌控今天或昨天住院的所有病人中，是否潛藏著高度社會問題、高度心理問題，或有高度靈性問題的人，然後轉介派案。隔天，醫護人員就會主動訪視這些病人。換句話說，醫院化被動為主動，早在病人提出要求時，相關團隊就已經啟動身、心、社、靈照顧的準備與武器。

目前實施下來，目前擁有上萬份資料，經過分析已經可以得出一個完整統計報表。來醫院看診的病人多半身體有問題，社會層面像是經濟、家庭因素約占三%，心理層面約有二%，靈性問題也約占二%。從而演算出，有多少病人需要被特別的關心。

數字背後的力量，不僅提振醫療人員的士氣與態度，同時利己也利他。在全方位關心病人瞬間，也兼顧醫院照顧的品質與量能。好比說，根據全世界的調查顯示，台灣的臨終品質已經排全球第三名，而臨終品質與醫院內設置靈性關懷師新職種有關聯性，這就是一個醫療量能兼備的例子。

啟動陣痛期，喚醒同仁從醫的初心

當然，凡事起頭難，像是站在第一線的護理人員最先感受到，工作流程多出一張詢問量表。但是從開始執行至今，已經達標九成，其餘一成主要原因是有些病人一天就出院，等於來不及填表後的出分，就已經出院。而護理人員的付出有了成就感，自然也消弭了起初對於這樣填表工作的不適度。

有趣的是，當接力的心理師、靈性關懷師、社工師等醫療現場同仁，根據數據訪視病人後，他們又會產生一些新的想法，新的內容再衍生出新的效益，更進一步洞察到原來沒有發現的事情。良性互動讓原本冷冰冰的醫療現場的空氣，產生不同氛圍，思考在氣流中流淌，而非僅僅只是一份按表操課的工作。這些理念影響著院內同仁，因為醫院也提供他們尋求協助的管道，在這裡工作，自己並非一座孤島。

深信「**員工健康，病人才會得到更好的照顧。**」現在一個月約有六、七十件員工申請事件，內容一律保密。此外，再擴大漣漪效益，激發出同仁們的榮譽感，帶動大家更多的發想，讓工作不再只是單純扶傷救病，而是在享受一種價值感。

這也是邱仲峯所強調的，「追求心靈與身體健康，讓他們初衷仍在，才是堅持的磐石。」因為從醫師誓言開始，醫護們就懷抱著一種崇高理念與目標，但工作久了可能疲累，或者慢慢淡忘，所以要再點燃大家心中那顆火熱的心。

面對醫院工時長、工作高壓，如何讓忙碌的醫護們重拾初心？猶如「打底」意即不可能立竿見影，一步一腳印，可是不做就沒有未來性。

改變人心，不是喊喊口號就可以，需要全方位身行言教投入，才可能滴水穿石去變化。像是要增加院內同仁、共事者的彼此互動與熟悉，要彼此熱絡了、熟稔了，才有共識火花出現的可能性。

邱仲峯深知，打底的基礎要鋪墊得厚，不斷反覆的訓練要夠多。就像治好一個人的病，可能會讓醫護獲得滿足感、成就感；但是幫了一個人，會獲得更大的回饋，而且遠甚於金錢。於是，透過為同仁營造出一種氛圍，喚醒他們心底沉寂已久的那份初心，慢慢將理念融入北醫附醫人的血脈中。

從一個人到一群人，潛移默化的力量

說起來抽象，或者難以言喻；但是有心的每一個人帶動一群人，醫院的文化也跟著軸動。慢慢地，有的人觸角到了偏鄉、有的人願意投入罕見疾病團隊、有的人手機不停歇回覆愛滋病人一通通的訊息……重視價值的能量，在潛移默化中被彰顯著。

尤其醫院的高壓工作，醫護同仁們大多因為會議、或者病人緣故才會同時出現，忙完就鳥獸散，那還顧得上「相處」二字。如今，有骨科部的主任號召，帶著全科住院醫師、前主任、及退休大老們到校園拍大合照。

「這種氣氛在以前從來沒有過！」這是邱仲峯在北醫附醫工作二十七年，從沒看過的事情。而這些小小的互動增長與交流，都在院內不同角落正向的流轉。然而透過相處才得以傾聽和對話，才可能產生共識，進一步換位思考，打開腦門。

至於下一步，就要與國際接軌，持續舉辦國際研討會，透過與國際專家互動，吸納彼此經驗和學習，更快達到 WTO 定義：全人醫療照顧就是一個人要身、心、社、靈都完整，才叫做健康的境界。

「沒有走新的路，到不了新的境界！」邱仲峯解釋，我們做一件事，一直都以為這樣子去做，他藉此鼓勵大家，不要怕走新的路！

靈性關懷的五個面向

令人好奇的是，邱仲峯如何定義所謂的「靈性」價值？

他總結為關鍵五件事：第一件事：生命的價值與意義，你活著的目的是什麼，或者你覺得價值感在哪裡？為什麼有人會選擇自殺，就是失去生命價值感，那就是靈性困擾。第二就是：愛與被愛、第三是寬恕與被寬恕的課題、第四是盼望問題，最後則是信仰。

例如他照顧超過十年的一位企業家，對方透過轉介再回診時，意外發現原來的大腸癌末期已經轉移至肺部。邱仲峯直白地對這位企業家說，依目醫學科技發展，能活兩年機會差不多四成，活五年機會大約五％，如果不做任何治療大概可以活半年。

當時企業家認為，不需要活那麼久，而且治療很辛苦，所以決定不做任何治療，並且完成女兒陪他遊山玩水的最後心願，就了無遺憾。而每次回診時，企業家都帶回各個私房景點的回憶笑語，讓人非常羨慕，在人生的尾聲過得如此美好，還完成心願。

直到有一次回診，這位企業家後來因為黃疸而全身發黃，只能住院，當時他問邱仲峯：「這次住院是不是出不去了？」之後，就被轉到安寧病房。

當邱仲峯去病房探視企業家時，他趁著旁邊沒人坦承：「其實我非常害怕，晚上都睡不著。」到底他怕什麼呢？邱仲峯回憶，「企業家說，怕死了以後，靈魂不曉得要去哪裡？而且他不曉得應該要找誰討論這個問題，但他也提到，相信人死後一定有靈魂……」說完這番話的當天晚上，這位企業家就離世了。

這個例子中，即使企業家完成所有自己的遺願，卻依然沒有善終，因為靈性不平安就沒有善終。「靈性平安，死而無憾！」這八個字是國際上對善終的定義。他也由此深知，有些事情超越單純的醫療層面，而且自己做的還不夠。

在國外，談醫療品質也會關注善終比例，但在台灣除了安寧病房以外，很少有醫院會進行善終比例的統計，但在北醫附醫已經陸續將這套方法論和理念寫成論文，邱仲峯透露，目前有位英國留學回國博士廖若帆，便陸續發表了靈性關懷的文章。

有靈性價值為前提，才能推動預防醫療

全人關懷的實踐一層一層鋪墊；也正因為有靈性價值為前提，所以才能推動預防醫療。一直以來，醫院的天職就是盡一切努力照顧好病人，還要協助社區或與之有連結的單位能夠獲得健康，這就是所謂的「健康促進」。

儘管每家醫院都知道、也想盡力達成，總礙於現實的競爭經營壓力環境，有時候難免失焦，出現想盡辦法無限制擴充，或是設備競賽、積極創造業務、讓更多人來看病等等，漸漸地淡化初衷。其實連政府都在努力，多增加兩年住院醫師訓練費用，去社區服務、輪調安寧病房，就是希望能夠找到當年當醫療人員的初心。

「我們要比的是氣長，而不是比規模大；我們比的是社會影響力，還有特色。」邱仲峯希望更多人看見北醫附醫的更多面向，像是支援友邦史瓦帝尼十多年來，默默守在當地，不只從事醫療資源，還建立了史國的醫療制度。

誠如這本書，要標榜的是默默奉獻的北醫附醫團隊，而不是績效很好，或是規模最大的團隊，要把資源給予這群站在光背後的人，可能他們現在已經做到七十分，加上周邊支持就達到八十分，若超過九十分，那麼就能讓外界看見了。

做有價值的事，才可能持續熠熠生輝，他深信，**「我們（團隊）正在做一件擁有長久價值的事情。」而且北醫附醫的這些團隊，每一個團隊都具有這種價值。**

第一部

醫病同行

——關懷罕病，不遺漏任何人

生命的價值和目的就是快樂！
生命的富足在於自己與讓別人也快樂。

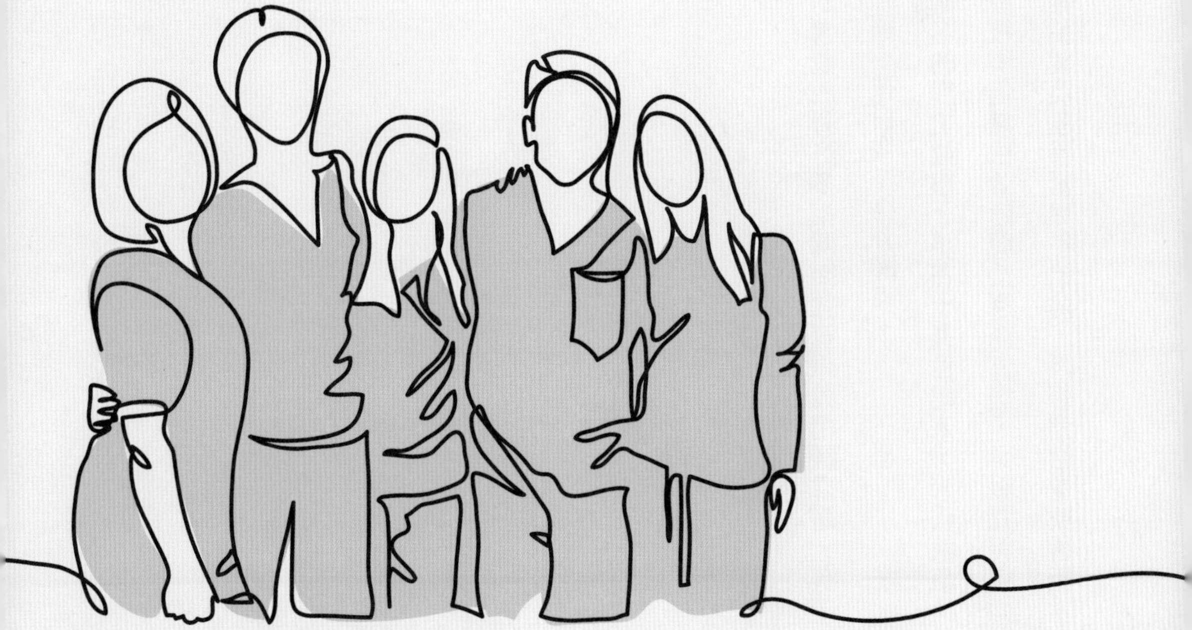

01. 血友病中心

一站式跨科看診，陪病友找回正常人生

我是在幫助人，不僅只是醫療，還有照顧到他的人生。

走進北醫附醫「血友病中心」，右手邊的書櫃放著許多相關衛教資訊與相關書籍，有本書封上穿著威武軍服、弓起一隻腳站立的外國小孩肖像，格外醒目。

血友病，是一種罕見疾病，曾導致一樁著名的歷史故事。早在十九世紀末，末代俄皇尼古拉二世的兒子就是血友病人，當時的醫療技術仍無法診斷與治療血友病，而詛咒與祝福就在一念之間。當時尼古拉二世請來一位西伯利亞巫醫幫兒子治病，沒想到原本號稱能

治療該病，卻因干涉國政，最後引發百姓揭竿革命。

這個故事中的小主角，就是書封上的那位外國小孩。

儘管血友病的面紗已不若以往來得模糊，但一般人對血友病的刻板印象仍不外乎：很脆弱、怕碰撞，稍不留神就受傷、血流不止等等刺眼的關鍵詞落入腦海。但，你能想像嗎？只要經過醫師治療與妥善照顧，血友病人也能成為壘球勝投王、短跑常勝軍？

這些發生在北醫附醫「血友病中心」的故事，常常未完待續的開展，代表的正是一份希望。

一站看診，病友家屬不再各科跑

身為小兒科主治醫師暨血友病中心主任、目前也是台灣血栓暨止血學會理事的張家堯醫師娓娓道來，許多血友病人的難，在於從小就要開始照顧、預防出血。在過去，往往可以看見父母帶著生病的孩子在單科診間穿梭，一下子掛小兒科、一會兒到血液科、骨科報到……不管是病人或醫師都在單打獨鬥。

如今時空的背景不同，也造就新的醫療樣貌。在北醫附醫，**血友病中心就像是一個醫療平台，把不同次專科的醫療資源連結在一起**，因為血友病友的需求是多方面的，除了凝血方面的治療，還包括骨關節出血後的照顧、復健治療，緊急醫療等等，對於這樣多重需求的病人，就透過血友病中心整合平台獲得各專科的協助。

「早期是單打獨鬥，現在血友病中心則是一個團隊！」張家堯細數團隊的好處，首先不同於過去，現在會有個管師居中做為醫師與病人間溝通的橋梁。因為血友病的情況特殊，不光是在醫院，連在家裡或工作、學習場域，萬一發生車禍或其他緊急狀況，病人可以直接打電話找個管師，而這位個管師就像團隊的按鈕，一接到消息就會啟動反應。

例如曾有位血友病人在山上發生車禍外傷骨折，個管師接到通知後，立即通知血友病中心主任張家堯，他便立即聯繫急診科醫師與骨科李建和醫師，因此在吳興街的北醫醫師群早就做好準備，只待病人一來，手伸出來，控制病況的凝血因子針劑就先打上去，接著由骨科進行後續處理，無縫接軌與解除病人危機。

張家堯語重心長地說，過去單科各行其事，讓病人在各科門診前疲於奔命，時間與空間都在病痛中度過，有人乾脆選擇放棄，而有人單吃止痛藥「引鴆止渴」。他認為，可以將血友病中心視為血友病的家醫科一樣，除了看診血液科相關問題外，還有整合各團隊統籌的力量。

張家堯以李建和為例，門診一點半才開始，但可能十二點半就已經開始幫這些血友病病人問診，等於將這些病人視為醫院的ＶＩＰ，讓他們就醫門檻大幅下降。

醫師也打團隊戰，與病友家屬共創多贏

這就類似「癌症醫療中的領航師」的概念，一個療程宛如一趟航行旅程。又好比說，近二十年來血友病在新藥上有許多突破，從凝血因子演變到長效凝血因子；以前要打血管，現在有皮下注射藥物可使用，血友病中心也連結了臨床試驗中心。

「在血友病醫療照顧這塊領域，我當作是自己的事業。」有著史懷哲精神的張家堯，為了提供病人第一手、最新的治療方式和訊息，只要與血友病相關的最新醫療技術、會議都會加入關注，包括皮下新藥、基因治療部分也加入了臨床試驗行列，甚至針對血友病人關節可能會微量出血的特性，還會動用超音波偵測六大關節與肌肉的厚度和肌力。

「現在這群病人受到的照顧比過去要好得多，因為有一整個團隊在照顧。」也是北醫附醫血友病中心醫療成員的李建和醫師點出今昔之別，若是病人關節痠痛就開藥，到最後沒有辦法，只能接受置換人工關節的不可逆抉擇。在他的描述中，可發現跨團隊集成，對於血友病人與醫師都是雙贏之舉。

為了照顧病友，縝密到如此程度，就是為了提早發現問題，即時給予治療，就算健保

無法給付，血友病中心也會自行吸收成本。背後的目的，不外乎就是照顧好每一位病人，讓他們重拾生活的話語權。

在張家堯口中，各科醫師都像是三頭六臂，要看門診、手術、研究和教學，還要升等，而且即使都在同一家醫院工作，從一個醫師到一個團隊的接力合作，要打破本位主義間的壁壘，並非易事。一路走來，過程就是不斷地慢慢摸索和溝通。

所以，在醫院跨專科團隊會議時，若針對某個案例進行討論之際，參與其中的醫師很多，加上每位都要報告，在無形中，也讓其他與會同仁了解，整個團隊內部是如何運作、處理病人問題，換了其他科別也會如此展示。大家都把握會議機會，持續的參與、報告，在彼此切磋中，找到志同道合的醫師，或者知道有問題時可以在哪裡找到討論的對象。

闢綠色通道，為病友分秒必爭

血友病中心的戰力，說穿了就是在跟時間拔河。

一般來說，血友病人如果發生外傷出血的狀況，剛送來急診時，因為外顯看起來沒問題，當下會被判斷非急症，但事實上，在一個小時後可能就因顱內出血而昏迷。這主要是因為病友沒有止血機轉，導致出血比一般人快很多。

國外醫院的作法是，只要血友病人有外傷，一到急診室，直接先打一針凝血因子做預防性保護。北醫附醫的作法則是，一旦血友病人發生車禍意外，肢體出血很嚴重時，考量可能發生的腔室症候群，因此只要個管師電話一來，醫師即刻行動。這種緊急手術所在多有。

平時血友病中心裡的醫師們還有門診，大家各忙各的，便需要專職的個管師居中協調，以免病人孤零零一個人到了急診室求助無門，而急診室醫師又不清楚病人的個別狀況，就這樣等著耗著，可能好幾個小時過去，這位病人的腳或許因為嚴重出血淤積，造成肢體神經壓迫，甚至危及生命。

為了守護血友病人，不能按照一般檢傷流程，所以血友病中心提供一條「綠色通道」。一旦血友病人被送到急診，急診醫師會先打電話給張家堯，等待骨外科醫師到現場，當下

腔室症候群

對肢體、生命產生威脅的一種狀況，起因於腔室（密閉空間）中升高的壓力，造成血管灌流不足，導致組織缺氧而壞死。腔室症候群最常發生在前臂及小腿，可分為急性、亞急性及慢性腔室症候群。

一起研判病情。張家堯強調，「不若大醫院分工複雜，北醫附醫的優勢就是小而美、小而悍，跨科整合相對容易，大家一起來照顧病人。」也就是說，從問題來解題，提供病人最優解。

醫病也醫心，穩定用藥才能管理健康

病魔可以對付，最難攻克的是心魔。

由於該病因大部分來自凝血因子的基因缺損，是許多父母不能承受之痛，因為擔心自己的孩子，甚至自責、恐懼、焦慮襲來，對疾病的未知宛如無底洞，更引發無邊的恐懼。張家堯解釋，血友病是可以管理的，醫師也會鼓勵病人與家人充分了解疾病，並透過剖析病狀，讓知識越趨透明，越能打敗無謂的猜想。

因此，他在門診時經常要為家屬進行心靈溝通，甚至解開心結，化解關係隔閡等等……。尤其有血友病孩子的家庭，只有孩子的健康得到控制與管理，家庭才會走上正軌，父母親的「負罪感」才會降低。但只要是人就難免會有疲累感，像他有一位病人從小就進行預防性治療，因為受不了長期打針的煎熬，到了十八歲就說再也不打針了。

再者，遺傳基因突變疾病並非誰的錯，互相責怪無濟於事，而是要整個家庭一起面對，安慰會產生力量，所以心理建設益形重要。

張家堯分享，有些夫妻的壓力來自婆家，也有些男性則擔心會遺傳而找不到配偶，帶著恐懼來進行遺傳諮詢。他也總是不厭其煩的說明，對此不用過度焦慮，「基因療法已經初步成功，目前只是克服免疫問題，但是在十幾年、二十年後，醫療技術又會更進步。像是現在新一代血友病小朋友打長效凝血因子，只要不做激烈運動，甚至還可以上台跳舞、表演。」

針對病情，透過醫師清楚解釋，就能讓病人心裡有底。目前除了有預防性治療可以協助，隨著長效凝血因子劑問世，有異於過去一週施打兩到三針的次數，現在一週只要打一針到兩針，更是便利。張家堯解釋，只要預防性治療規律、定期打針和自律，會大幅降低出血頻率，生活就不容易失控。但是，「最可怕就是病人陷入生活失控的情緒中，覺得自己對人生一籌莫展！」

血友病人也是人，當然病人心理素質要夠強壯，才不容易被擊倒。

常有病人會覺得自己被貼上標籤，怕被歧視而不容易融入社會，此時血友病中心團隊便會協助開導。若是病人有社交恐懼症，甚至到了憂鬱的程度時，則會照會身心科給予關懷與專業照顧。對於某些特別想不開的病人，院方的靈性關懷師也能夠給予深入的關懷鼓勵。另外，就是加強病人對自身疾病的充分了解，儘管因病有些不便，但仍能進而管理和控制疾病，重拾對生活的控制感。

向病人學習，挫折讓生命更精彩

早晨七點三十分就要開會，八點開始每天的醫療事務……儘管張家堯嘴巴上說已經習慣，但一天時間只有二十四小時。他說，能堅持下去的重要動力之一，是「從病人身上學習」。

曾有位血友病人對張家堯說過：**「這些挫折讓我的生命更加精彩！」**長年與病痛共處，有些人的內在素質很強韌，遇到困難時，還會開玩笑、自我解嘲。

這讓張家堯也難得感性地說：「我們的醫療行為就是執行專業；遇到需要幫助的病人，你給對方鼓勵時，會看到他對自己的態度，從負向消極轉成正向積極，這時候也會覺得自己受到鼓舞——**我是在幫助人，不僅只是醫療，還有照顧到他的人生。**」

迥異過去，只是單純「醫病」關係；如今醫療人員要把自己照顧好，才有正能量去助人，最直接就是精神上的回饋，自己從事一個有意義、可以鼓舞人的工作，本身就很快樂。就像張家堯，選擇當個快樂的醫師，他認為，如果工作環境很沉悶、很單調，不曉得自己工作的意義，日復一日，如同機器人般只是不斷重複醫療的行為，又何必呢？助人，人助也。

提起病友們，張家堯總是希望能再為他們多做點什麼，他語帶不捨地提起一個病人，因為在家滑倒撞到頭，導致顱內出血而過世。當時聞訊後，他一度感到很沮喪，因為先前曾鼓勵對方進行預防性治療，但這位病人有時候會自己不照醫囑亂打針，一旦保護濃度不夠，出意外時的後果很難預料。為此，他一度自責，如果醫病能再多點互動，透過更多的衛教與關心，讓病人更有自我保護意識，或許悲劇就不會發生。

另一個讓張家堯與團隊念茲在茲的是，病人的醫療費用。

由於血友病必須長期追蹤治療，對病人來說，最關心的不外乎藥效與費用。自二〇一四年開始，健保給付血友病人凝血因子治療療法費用，目前是每週都要打針。以前則是出血再打針，可是等到出血再施打，血塊吸收過程時已經在破壞軟骨了，加上病人不施打凝血因子針劑，基本上一年大概出血頻率平均約三十五到四十次，有些人甚至高達七十次，幾乎每週都在與體內鮮紅的血在戰鬥著。如此頻繁、自發性的出血，很容易破壞關節組織。

而凝血因子預防性治療採取每週靜脈注射，可是一年五十二週，週週都要上醫院報到，不僅費時費力且舟車勞頓，因此，健保允許病人在家練習施打。相較糖尿病打皮下、五分鐘就完成，血友病人自己打靜脈則要先要找到血管、接著用橡皮筋綁好手臂，然後瞄準施打，就算再熟練也要三十分鐘。對於有些難找血管的人來說，得戳自己好多次才能打成。

所幸健保給付減輕不少病人的負荷。過去以量管制，一個月僅有三千到五千元額度，但對一個成年人來說，如果因關節出血必須打完整一劑，就要花上三萬元到五萬元的費用，對家庭經濟負擔不小。萬一病人不小心撞到頭造成顱內出血，光是施打凝血因子就要幾百萬元。張家堯就表示，三、四十年前，還真的有家長把天母房子賣了就為了救回孩子。

不過，目前健保針對血友病凝血因子給付仍設有天花板上限，每個人的額度都一樣，不管胖瘦穿的制服、尺寸都一樣。因此，就曾有病情嚴重的病人一年施打藥劑所支付費用需好幾千萬元。儘管健保的精神就是照顧大多數人，而採取總量管制，「不過血友病是罕見疾病，若是可能，對於不同需求的病患盡量給予量身打造的個人化醫療，會更加提升病友照顧的品質。」

骨科團隊協心齊力照顧病友關節問題

在團隊合作過程中，李建和印象最深的是，有位年紀超過五十歲的先天性血友病人，自小就發病且長期照顧系統也不完整，導致經常出血，由於血液中的鐵離子會造成關節軟骨部分破壞，進而形成關節炎。

據統計，約八五％血友病人出血多在關節。病人只要一血腫就得到醫院打針，非常辛苦。李建和透露，因為先天性血友病造就了患者的病態，相較於一般人進行關節手術可能在六、七十歲，但這位病人卻提早了快十年，甚至也有人才二、三十歲而已，關節損壞就已經非常嚴重。張家堯補充，這也說明為何書封上尼古拉二世的兒子會弓著一隻腳站立，就是因為膝關節受損原因。

李建和不諱言，以前治療病人大多只專注在症狀，像是頭痛醫頭、腳痛醫腳；所以病人來看膝蓋，就只管膝蓋的問題，可是「現在除了醫治外，我們也會關心病人的其他狀態，」多問一下病人是否還有其他問題，比如情緒焦慮便可能導致病狀更加嚴重。

當醫師遇到每個病人都要多關心對方其他狀態，如此一來，不會太忙嗎？甚至會有人說，這跟醫師看病有何相關？李建和解釋，每個人從生理到心理問題都是連動的，況且有些年紀大的病人需要更多支持，如果支持不足，就會更加緊張。

尤其現在獨居老人很多，若少了家庭支持又有血友病，生活起居該怎麼辦？李建和說，每當處理完病人的病痛後，他會再問一句，回家後由誰照顧？如果是獨居者，就請醫療團隊介入，協助病人解決隱藏在心理的問題。

以上述李建和所提及的病人為例，對方已經先在別家醫院接受兩側人工關節置換手術，右側復原情況不錯，但是左側卻完全僵硬，雖能走路卻不能彎曲。舉凡坐下、起身，上下樓梯，甚至上個洗手間，常人輕而易舉之事，對這位病人來說都是一道道難過的坎，相當辛苦。

然而，這位病人平時外出搭乘大眾運輸工具，因為左腳無法彎曲只能伸直，常會引人側目，也容易絆倒從旁邊經過的人。由於旁人不知道這位病人的情況，只會直覺聯想這是不禮貌的舉動，以上種種來自旁人的異樣眼光，讓病人心中不免產生自卑感。

屋漏偏逢連夜雨，當時病人因細菌感染，導致整個關節紅腫熱痛，人又發著燒，雖然接受治療，但感染控制需要時間。於是李建和先為病人進行手術，摘除原先的人工關節，用骨水泥墊出空橋的一個空間，等約三個月至六個月感染控制後，再重做一個人工關節。

不得不為、如臨大敵的開刀房

生理的病痛加上心理的煎熬，光想至此，就覺得這對病人是一個多重折磨的狀態。但相對醫師而言，何嘗不是呢？因為，這位病人本身是ＨＩＶ陽性者（Human Immunodeficiency Virus，人類免疫缺陷病毒）。

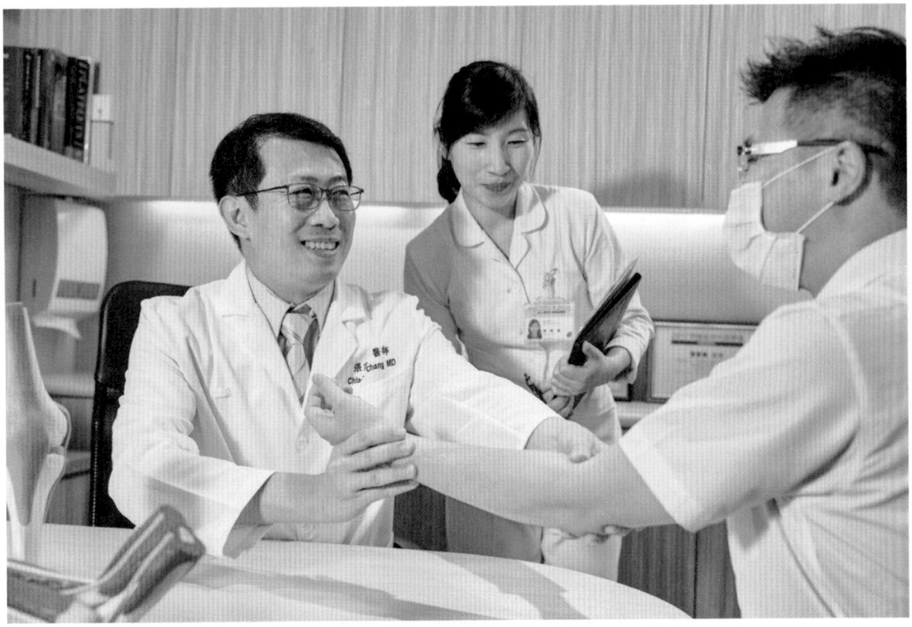

血友病中心的跨團隊醫師將病患視為自己醫院的 VIP，不僅照顧人，更理解心。

那是李建和第一次遇到ＨＩＶ陽性的血友病人。因為手術風險很大，他回憶，「我在開刀房告訴各位同事要格外小心防護，也交代麻醉科同仁，插管要特別注意。」即使團隊已經「全副武裝」做好防備，大家穿著如兔寶寶裝的無菌衣，身體因密不透風而汗水淋漓，但心理上的壓力更大。

當時李建和告訴自己，今天開刀的速度一定要很慢、而且急不得。其次，拿刀或拿針時，一定不要傷到其他同事。緊接著，就是一個口令一個動作，同仁們會齊聲喊：「要縫了。」當醫師手拿針時也是最危險的時刻，所以當針起針落、或是刀起刀落，全員也會齊心同力喊出聲。

若是不大聲喊出來，有人不小心沒看到或沒聽到，一接刀或針就會因此受傷。此外，李建和也在現場不斷強調，要用盤子接器械，不要用手，這也是為了避免護理師直接遞出器械而醫師匆忙間沒看到，導致器械掉落或碰到手……這一幕幕動人的畫面，正是團隊齊心協力的證明。而這場長達近三個小時，充滿緊張感的手術，如今就這麼三五分鐘輕描淡寫，陳述過去了。

李建和進一步解釋，這台刀的目的是為了讓病人的膝蓋能彎曲，恢復生活方便性，其次是控制感染。手術的困難處在於病人的關節感染沾黏多且攣縮，所以要進行大腿四頭肌延長術才能彎曲，無奈病人關節內組織都纖維化，延長術要將肌肉拉長為兩倍，就要切一個Z字形，無形中也增加風險。

手術完成後，隨即召開團隊會議，術後持續追蹤半年左右，李建和說，再配合外科、骨科、復健科肌力訓練，病人的膝蓋也能成功彎曲到九十度。

張家堯補充說明，「團隊會討論每科各階段介入的程度，例如感染科要提供的藥物，骨科手術後展開復健的規劃，幫病人伸直、行走，教他如何走路等等。手術前後都會頻繁地進行跨領域的溝通與討論，血液科會事先計算手術期間凝血因子的用量以及手術後做復健治療期間預防性治療的凝血因子打法，讓骨外科醫師手術時沒有後顧之憂！出院後依照病人狀況，通常約每個月開一次跨團隊討論。」

血友病中心跨科別的運作，各司其職、各自補位，良好的協調合作，讓團隊照顧無縫接軌。事後，這位病人對團隊感激地說，自己開刀前的人生是黑白的，生活非常痛苦，開完刀後，連出門搭交通工具都更有自信。

對血友病人總是全力以赴，團隊的力量更是不只於一加一而已，北醫附醫更寫下全台灣第一個治療血友病冠狀心臟病、在雙重抗血小板藥物下置放支架的記錄。挑戰一定存在，但是血友病中心團隊的步伐不歇，如同醫療路上的句子書寫，還沒有出現句點，因為驚嘆號總是在不經意處出現。

團隊小檔案

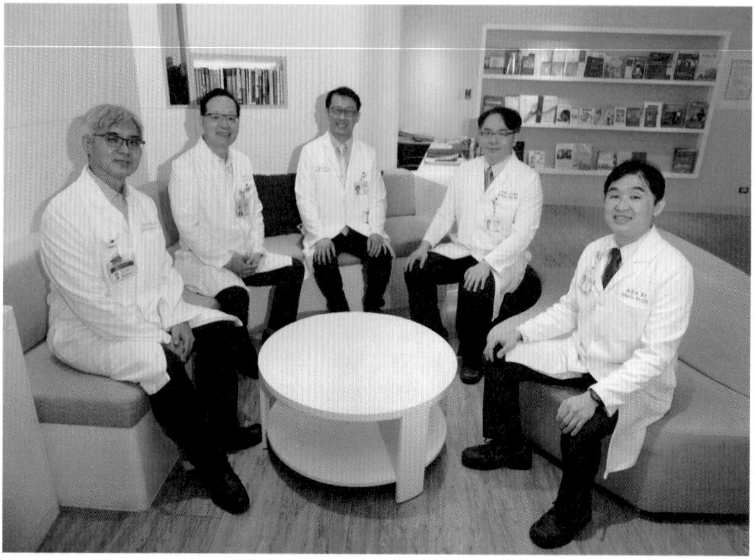

血友病中心的團隊醫師們跨科協作，讓病人不用苦於奔波，也能在此溫馨空間稍作歇息。

主要負責人

張家堯醫師（血友病中心主任）

成員

蔡振華醫師、蔡佳叡醫師、劉彥麟醫師、李建和醫師、呂憲宗醫師、陳適卿醫師、康峻宏醫師、曾頌惠醫師、陳建印治療師、黃群耀醫師、李垣樟醫師、劉欣怡醫師、張君照醫師、高偉育醫師、黃瓊芳醫師、吳家佑醫師、鍾國軒醫師、黃宇銳醫師、劉明哲醫師、賴佩怡個管師

獨特性

發展以病人為中心的血友病醫療照顧，包括血液科、骨科、復健科、物理治療師、感染科、肝膽腸胃科、牙科等團隊，提供舒適便利的就醫環境，也強調良好居家照顧，以促進病友健康照顧、提升病友生活品質。參與國際臨床新藥試驗，引進國際最新與最優的治療，期許為病友帶來最好的醫療照顧！

成績單

- 二〇一四年：發表台灣首篇以關節內視鏡滑囊切除術治療血友病慢性滑囊炎與關節病變之成果。
- 二〇一五年：因去年（二〇一四）十二月廿四日成功完成救治台灣及華人首例急性冠心症血友病人，於國際醫學會議上分享台灣經驗。
- 二〇一七年：北醫與三總合作研究發表台灣首篇以 RNA 分析找出 Exonic DNA 無突變的病友的 Intronic DNA 突變點位成果，獲國際血栓及凝血學會（ISTH）大會的「世界展望獎」。
- 二〇一九年：施行長效凝血因子 rFVIIIFc 預防性治療的比率，全國病人平均值五二%，北醫附醫躍升至九二%，達歐美先進國家水平。因長效凝血因子預防性治療成效良好，大幅降低血友病友因突破性出血而動用緊急醫療的頻率，當年降低了造訪急診的血友病患者的人次數達八三%。
- 二〇二二年：發表亞洲第一篇真實世界之長效凝血因子 rFVIIIFc 預防性治療成效論文，發表刊登於國際醫學期刊。
- 二〇二三年：發表第三期臨床試驗突破性皮下注射新藥 Fitusiran 預防性治療成效接受刊登發表於血液學第一名國際醫學期刊 Lancet Haemotology。

02. 顱顏唇顎裂醫療團隊

串連全台照護網，「兔寶」親子展笑顏

每個細節，你只要比人家多一分，
十個細節加起來，就比人家多十分。

在八月底的一個週二傍晚五點，剛下診還來不及脫下一身白袍的北醫附醫顱顏中心主任陳國鼎及協調師蔡宛祐，兩人匆忙來到會議室進行訪談。當天門診從一大早八點多就開始，疫情後因病人大量湧現加上暑假回診。傍晚五點關上診間的門還算早，看診到晚上七點才是日常。

北醫附醫「顱顏中心」可稱為後發先至的造局者，是台灣除了長庚體系之外的第三個

顱顏中心。中心主任陳國鼎創立後，短短五年（二〇一七至二〇二二）時間，所服務的唇顎裂患者占有率，從〇％提升至四一％，其中唇裂患者占有率從〇％躍至五二・二％，幾乎能說是「從零到過半」的一項奇蹟。

創新之處還在後頭。整個團隊成立時間很短，卻橫縱整合全台醫療資源，一一拿出成績證明，以北醫附醫顱顏中心為主體，串連各地醫療院所織造出整體的「台灣唇顎裂治療網」，讓原本需要舟車勞頓的患者，透過水平整合與各地醫療院所、各科合作，讓在地治療與照顧得以實現。

而且透過網路化和社群化，垂直聯繫團隊醫師和家屬，從術前討論、治療到術後追蹤，達到無縫醫療的高度；更將精神發揚至海外，足跡深入新疆烏魯木齊、河南鄭州，並代訓來自德國、馬來西亞、迦納、以色列、澳洲、義大利等國家七位國際研究員，包含六位醫師、一位護理師。如果不是新冠疫情影響，人數和足跡會更多更廣。

已近「從心所欲不逾矩」年紀的陳國鼎，即使看診超過十小時卻不顯疲態，仍仔細解說，在過去，唇顎裂疾病每年約有上千名新病人，加上早期醫療資源集中，台灣在該領域醫療已然拉至世界最高位置，曾有「唇顎裂治療王國」美譽。但現在，新病人一年不到三百位。

他話鋒一轉。儘管醫療技術持續提升，可是礙於資源集中化，患者看診仍必須舟車勞頓，回診還必須馬不停蹄穿梭於各科。因此對於該領域權威的陳國鼎來說，追求的是另一種創新，也就是帶領著新團隊，實踐在地治療的夢想。而他們以五年時間辦到了。

花五年時間，拉近兩百公里求診路

五年，是時間上的概念，而在病人治療路途的空間概念上，卻整整濃縮了兩百公里的距離。

故事背景在花蓮縣豐濱鄉，當地僅有一間衛生所以及一間花蓮醫院豐濱原住民分院，一間健保特約藥局也沒有。陳國鼎有位病人小傑（化名），是個唇顎裂寶寶，這些寶寶有個可愛的別稱「兔寶寶」（或稱兔寶），但他們的命運卻常不如別稱般可愛。

唇顎裂患者整個治療過程，多是從出生到十八歲成人。然而，正因為北醫附醫顱顏中心與花蓮門諾醫院共同開設門診、建立團隊，小傑才能就近治療。

儘管從小傑住家豐濱鄉到同在花蓮市區的門諾醫院，開車都要花上一小時又十五分鐘，但遠比他北上就醫節省半天時間。因為從花蓮豐濱到位於台北吳興街的北醫附醫，距離就超過兩百公里。

尚未出生前就被檢測出是「兔寶寶」的小傑，父母親思考許多才決定勇敢生下這個孩子。對於「兔寶寶」來說，前三個月是修復黃金期，而小傑出生後，就在父母陪伴下每兩週至門諾醫院調整牙蓋板，為第一次唇鼻修復手術做準備。但還需要進行第二次顎裂修復手術，為了不讓小傑在手術前來回奔波，加上陳國鼎在鄰近手術前也還沒見過小傑，於是團隊決定反其道而行，由他們先到花蓮進行家訪。

團隊一看到小傑才得知，孩子因體重不足無法開刀，只能先交代母親照顧事項。只是眼看著手術時間逼近，小傑的體重還是不足，該怎麼辦呢？陳國鼎憑著多年經驗，化被動為主動，規劃將孩子直接送來台北，先好好養胖再開刀。

於是北醫附醫啟動醫療外接行動，光是開車就超過三小時，由協調師蔡宛祐及專科護理師潘禕琳至花蓮門諾醫院接回小傑，隨即展開由跨團隊中的新生兒科所擬定的增重計畫，預計一天增重一百公克，希望小傑在手術前的體重能夠達標。

陳國鼎說明，小傑的情況為雙側裂，在唇顎裂裡組織缺損較多、較為嚴重，而且雙側裂手術工程的難度及要求都比單側唇顎裂要大，術後恢復期所需要的營養也相對較高，因此直接將孩子接到北醫附醫是較好的選擇。

在手術前，還有其他功課，「因為他（小傑）的上顎分成兩塊，口蓋板在唇顎裂治療上是滿重要的一環，所以要先改善術前的條件。」於是團隊一步一步來，先由門諾醫院的矯正牙科製作口蓋板，再由北醫附醫矯正牙科接手進行鼻子塑型工程，讓花蓮與台北的治療完全接軌。

擬定「作戰」計畫後，團隊上緊發條，按部就班，讓小傑的第一次的手術（唇修復）平順過關。直到第二次的手術（顎修復）前，難題再度來襲。

二〇二一年五月中旬，全台因為新冠疫情影響，無法跨院治療，陳國鼎與小傑這段期間都只能靠網路聯繫。直到八月，疫情稍緩，小傑才到台北進行第二次手術。

至於術後的後續追蹤，像是小傑的發音是否正確，就靠網路傳影片的方式，解決路途遙遠、回診不易的困難。陳國鼎細述小傑的就醫情況，而北醫附醫與門諾醫院的連動，也是實踐「就近治療」的縮影。

減少回診次數，避免中輟治療

地理上的距離，在每個人心中的定義並不同。陳國鼎分享，別說位在東部的花蓮，就連西部的台中都有人中輟治療。當他去台中開診時，就有位家長這麼說過。確實，病家住在芳苑鄉，位於彰化最西南角上，光是開車到彰化市區就要一個多鐘頭，還不算再從彰化市區搭火車到台中看診的路程。

解決距離奔波提供就地治療方案，還有橫向串連的一哩路，就是避免患者到了醫院，還要穿梭於各科的迷宮陣中！

像是顱顏顎裂患者一次需看診三、四個科別，幾乎就得在醫院花上一整天，有時候才看完這科，另一科醫師可能已經結束看診時間，患者只能下次再來。如此曠日廢時，加上往返舟車勞頓，往往導致中輟治療的機會更大。

再者，病人除了回診還要進行一些積極治療，像是牙齒全口矯正為期兩到三年，每個月一次要跑三年，算算共三十六趟！曾經有一位住在中部的小病人，一年看耳鼻喉科門診次數是一百一十九次，等於每三天就要回診一次。

大部分兔寶從一出生就要開始就診，從出生三個月、九個月到十五個月，兩歲、三歲一路沒有停，且交叉縱橫於各科，一直跑到十八歲整個頭顱顏面發育完成，才是診療分水嶺。然而，缺陷影響的不只孩子的外貌，也會影響其生長發育，因此一定要追蹤到生長發育完成，治療才算完整，而且十八歲是心智成熟的年紀，不只外貌要健全，心理也要健全。

除了治療之路迢遙，「距離」常成了兔寶們延後、中斷治療的阻礙；還有「時間」也是另外一個要克服的障礙。因為回診次數頻繁，相當耗損耐力與精力，久了可能會因為疲乏不想繼續治療，而錯過手術黃金期，耀恩（化名）就是另一個例子。

耀恩一出生就被診斷出是「兔寶寶」，由羅慧夫顱顏基金會轉介到長庚，從此開始每週的醫療旅程，並在三個月的黃金治療期先接受開唇手術，前前後後在花蓮瑞穗、台北兩地跑了近十次。完成這個階段的手術後，家屬與耀恩幾乎沒有餘力再如此奔波，導致治療一度中斷。

原先耀恩還有一個顎的手術，由於療程中斷，直到上小學，老師發現他講話不清楚，先是轉介到社會局，直到羅慧夫顱顏基金會前往義診時，才又帶到台北開刀。

「兔寶寶」最好的黃金治療期是在孩子九個月到一歲間完成手術，如此一來，等到四、五歲時，講話才會正常。若是錯過黃金期才開刀，術後就要展開語言治療。但是，耀恩又沒去，後續追蹤也缺席，兩百公里的距離成了治療屏障。

直到有一年，陳國鼎到花蓮義診，見到了已經七歲的耀恩。陳國鼎當時已經在花蓮組建了一個團隊，他心想為何不讓耀恩就近進行語言治療，講話可以更清楚，同時如果有辦法讓孩子在花蓮當地接受牙槽治療，也可減少往返舟車勞頓之苦。

但是，當時義診沒辦法照 X 光，無法得知植補手術的結果以及術後骨頭的生長情況。也就是說，耀恩雖然曾接受過幾次手術，卻未得到最妥善的治療，但事實上，是這些醫療旅程並沒有顧慮到全人醫療的重點。

醫學越精進，越能做到的事

師承羅慧夫醫師的陳國鼎思忖，當年羅慧夫想在台灣建立一個世界級的顱顏中心，看著老師的理想成真，但家長卻必須付出帶著孩子奔波的代價。就像團隊分享治療成果時，曾有外國醫師對陳國鼎說：「可是你們增加了病人的負荷（burden of care）。」儘管當時大家皆認為，所謂的「負荷」，本來就是病人所必須要負擔的。

然而，這句話還是讓陳國鼎不禁反思，目前台灣在顱顏的治療水準確實很高，但一年只有兩百多位新病友，醫療技術上很難再有重大突破。

看清事實的陳國鼎想起，羅慧夫教他的一件事情，「**每個細節，你只要比人家多一分，十個細節加起來，就比人家多十分**。細節是要花時間的，我們一個唇裂手術要花三個半小時，是同儕的兩倍以上時間，就是花在細節上。**這些細節影響的是病人未來的人生，而且就只有這次機會**。」短短一段話，其實就是全人醫療的思考。

有此病況的小孩，學齡前必須要接受一次修復，他舉例，幼兒園的小朋友不會說謊，看到有同學鼻子歪歪的，不免童言童語問道：為什麼鼻子塌塌怪怪的？就給同學取綽號或嘲笑，這些創傷已經留在小孩心裡。

初期先解決心理障礙問題，調整外表缺陷，也整理內心的傷疤。這就要靠醫學技術的精進。

到底目前的相關醫療技術有多厲害？陳國鼎解釋，通常就唇、顎、牙槽三部分，傳統牙槽開刀是從骨盤挖骨頭移植來修補，小朋友至少得痛兩個月，根本無法上體育課。

「現在的技術能夠做到『無中生有』，不用挖骨，就能讓骨頭自己長出來；另外，顎修復後話講不清楚，需要開到第二次手術的機率已經降到五％，這是全世界最低的數字，迥異過去達二〇％至三〇％。嘴唇和鼻子經過第一次修復後，外表上看起來跟正常人沒什麼區別，往往到了十八歲也不用再整修。」他強調，即使只是孩子身上小小的一道傷口，也會影響許多事。所以每一刀，都從病人身上想到背後的一個家庭。

「第一次手術是由健保給付，第二次手術則需自費。對於窮苦家庭來是一筆負擔，開一個刀動輒十幾萬元，為什麼不在第一次健保給付時就處理好。到了我這個年紀，每個病人就跟自己孫子一樣，你會想讓孫子再開第二次嗎？」被許多病人喚為「爺爺」的陳國鼎說。

從產前的說明，到串連產後照護網

即使照顧了病人的身心，也要思考家屬照護兔寶的課題。

陳國鼎表示，顱顏顎裂病人中有六二%的家庭，在家庭經濟、時間上受到巨大影響；其中八八%主要照顧者（多半是媽媽）出現憂鬱症狀。另一方面，產檢諮詢、超音波結果發現小朋友唇顎裂有問題，對家庭也是很大衝擊，有的家長當場情緒失控，更甚者會有拿掉孩子的念頭。

陳國鼎說：「有對此跟我諮詢的家長，八四．六%選擇留下孩子，一五．四%選擇拿掉；沒跟我諮詢的家長，八四．六%選擇拿掉孩子，一五．四%選擇留下。接受諮詢及無接受諮詢的結果，恰恰相反。」

他認為，重點在於「面對未來不可知的恐懼」是人性。醫師的角色是將情況說清楚，讓家長有清楚的認知，才能判斷和坦然面對。「我只是中立的把治療過程、治療結果與治療的負荷，一一解釋給家長聽。」不可諱言的是，對父母來說，孩子一出生就要往返醫院接受治療，動輒十來年的追蹤，更遑論平時的居家照護，小到餵奶等事情……有些父母甚至直言，「是我要走那條路，不是你！」

於是，為了那些得以來到人世間的新生命，陳國鼎將照護時間軸往前拉到產前，並與台兒診所合作，編集一本產後的《唇顎裂產後攻略》；由耳鼻喉科、麻醉科、護理到語言治療等不同科別的照護團隊執筆，讓家長了解治療的過程與細節。

「生的越少，越不會照顧！」有些月子中心聽到是兔寶就不願收，為了解決新手爸媽的困境，北醫團隊也串連了五十三家月子中心，教導餵奶以及術前的配合照顧事項。陳國鼎和團隊的足跡，也深入像台中榮總這樣大醫院的嬰兒室。

北醫附醫顱顏唇顎裂團隊改寫了兔寶們的生命故事，團隊的創新步伐，也讓顱顏醫療影響力擴散出去！

建社群、開直播，協調師即時解惑

陳國鼎帶著北醫附醫團隊劍及履及，透過醫師主動出擊，減輕一點家長負擔。這背後尤其需要團隊協力，然而，想要達陣，就要在當地建立一個團隊，才能讓更多的治療能量擴散到當地。

如果當地醫療已經有足夠的能力與水平，就不用讓患者跑遠路，集中在特定的幾家醫院接受治療，因此也需要好好教育醫療團隊和病人。首先，透過網路、社群與當地醫師聯繫互動，讓家長就近在當地就醫。

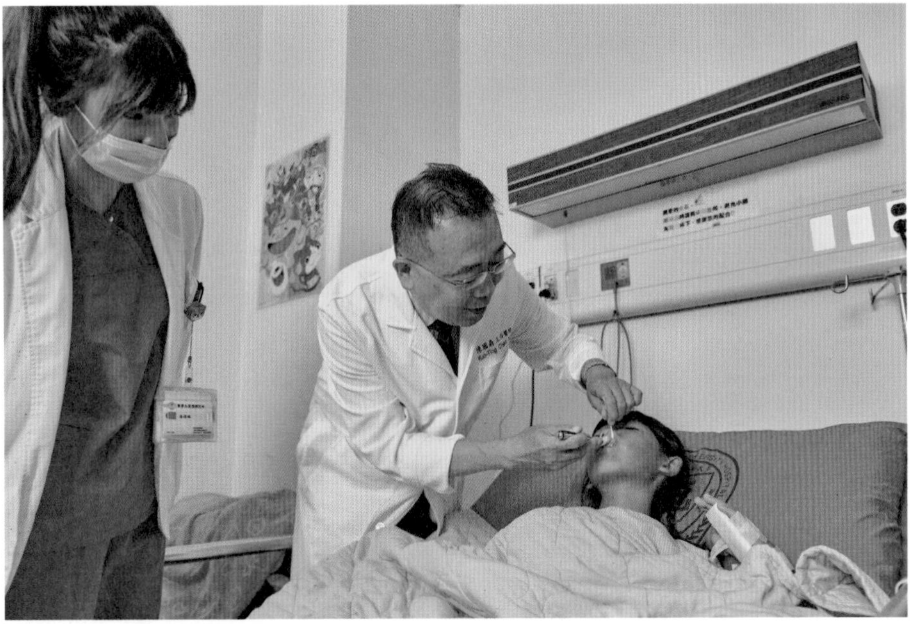

顱顏中心主任陳國鼎與團隊，改寫了許多兔寶們的生命故事。

接著，推動就地治療，他們改變傳統模式，而是創新改良手術後的照顧方式，家長可以在家ＤＩＹ，只要定期上傳照片，團隊就能遠端指導家長，讓他們免於往返奔波。

倘若病人住在台北附近，可就近在北醫附醫看診、中部病人可至台中中山醫院、東部到花蓮門諾醫院、偏南部的病人則到嘉義天主教聖馬爾定醫院。至於東部幅員較大，過去台東患者開車到高雄要兩個半小時，開車到花蓮需要三小時，來回一天就沒了！如今顱顏中心也開始跟台東基督教醫院矯正牙科合作，讓病人可於台東接受牙齒矯正。

以前新生兒從出生到第一次手術前，

需要回診八至九次，現在醫療團隊主動出擊一次，患者到手術前來醫院不超過三次，效率大為提升，也減輕家長負擔。「光想想，病人與家屬來回奔波，還要帶著奶粉、奶瓶、尿片，大包小包多麻煩。我們目前調整的醫療模式，不只對一個人有幫助，對背後家庭也幫助也很大。」陳國鼎稍稍驕傲地說。

當然外界不免也有耳語傳出。有人批評做手術還是要北上到北醫附醫，只是做半套。「最終，我一定會培養當地學生，讓這些手術就在當地進行。」這是陳國鼎的回答。

他細數著目前的進展與成績，不只醫療團隊到位，例如「協調師」，就是家長溝通的橫向連結。

採訪當下，在場陪同的協調師蔡宛祐，她只要一有空檔，不是在回 LINE，就是在看 LINE。她也總是在看錶，許多訊息不斷透過智慧型手錶跳出來，幾乎不分時段替病人解惑。「除了晚上十二點到早上六點的時間以外，其他時段我都在一個小時內會回覆。」擁有資訊工程背景，而後一腳跨進醫學領域的蔡宛祐說。

目前她的 LINE 群組與工作相關就有十九個，平時幾乎臨床行政二十八個科別都會接觸到。提起自己的「人設」，蔡宛祐舉例，通常是在門診的時候，幫家長了解醫師傳達的重點、協助溝通，也讓跨科醫師了解病人後續醫療流程，之後再銜接回到陳國鼎。也就是透過協調師，讓病人整個就醫流程更為順暢。

事實上，非醫療科班出身的蔡宛祐，她所想到、做到的，相較專業醫護們毫不遜色。從特殊奶瓶到媽媽喘息照顧都一一設想，還建立繁體中文資料庫，甚至透過臉書社團與社群增加互動，包括涵蓋醫師群的「顱顏天地」，裡面有北醫附醫的外科、牙科、復健科、耳鼻喉科、麻醉科、護理師、協調師，讓家長提問；也有家長照護經驗談社群「新兔寶大集合」，將訊息從線下線上連結，都是希望讓醫療更有溫度。

新冠疫情期間，顱顏中心團隊甚至還開過直播，吸引六千兩百多人線上觀看，先前還曾進行兩岸直播，最後還將影片上傳至 YouTube，連遠在美國的家長都能找上北醫附醫的顱顏中心。

一條網路線、一個通訊軟體，將偏鄉家庭照護網綿密的織縫起來，像是基隆金山兔寶寶家庭的電腦中，也有北醫附醫顱顏中心團隊教學影片。病人家屬可以拍影片、傳照片，醫療團隊會在照片上標記要如何ＤＩＹ移動撐鼻器和調整方式，如果再不懂就拍影片進一步說明。至今連南投山區阿嬤都能跟蔡宛祐透過連線互動，為了表示感謝，甚至現在就開始準備養一頭豬，等寶寶長大要結婚時送給陳國鼎團隊。

一步一步走，一個細節一個細節磨，病人失聯率自然不高。

從零到無限大，每張笑臉都是最好回報

為病人做這麼多事情，難道不累嗎？陳國鼎不假思索，「有時候心念一轉，做的事情就完全不一樣了。」他始終認為，要創新才會改變，也對於「從零開始」的狀態樂在其中，他說自己不想成為一位「每天被病人掛號排得滿滿的名醫」，而現在帶領團隊所做的服務是整體性的，照顧到一個家庭的服務。甚至針對經濟有困難家庭，還可運用顱顏基金貼補，讓家長無後顧之憂，還是能讓需要的孩子得到較好的治療。

陳國鼎舉例，就像化學元素互相結合成一個類球體的狀態，實際上是重重結合的一個網，「我們跟家長是一個網，我們跟跨科專業人員也是一個網，我們自己的中心裡面也有一個網，這些網結合在一起一定都有交集，通通加起來就是一個台灣唇顎裂治療網。」

如今這個網還仍在持續擴張，就像最近加入的台東，所以又多了一個小網。在陳國鼎腦中的藍圖，現在拼圖的缺塊是雲林，而行動派的他早已經跟台大雲林醫院談合作了。

陳國鼎感性地說：「我已經六十七歲了，有些事情再不做來不及了。當初成立之初有些人不看好，但如今五年時間，已經拿下四一%病人。」他拿著今年看診的病人照片細數，當年的兔寶，有的已經是中山醫學大學的學生、有的即將成為台大牙醫主治醫師，還有人

成為網紅，而讓他支撐內心韌性的，就是這一張張的笑臉和成就感。

從第一次被龐大門診人數嚇到，如今已經能獨當一面的蔡宛祐，在陳國鼎眼中是個孩子王，小朋友只要到她手上，就會破涕微笑了。她也感性地說，當孩子信任自己的程度，比信任父母還大一點點的時候，就會滿開心的。

「這些小朋友長大後都很可愛，就跟正常人一樣，我們幫他們開了幾次刀後，很有成就感，也很有樂趣，但這些背後都需要許多人的共同協力。」言談中，陳國鼎的語氣充滿欣慰。

儘管外界看起來，顱顏中心團隊像是從零到一、一步一腳印地前進，但在陳國鼎眼中，是「從零到無限大」，他深信，「我們是一個新團隊，因為沒有局限，有無限的可能。」路途的遙遠可以用地理思維來看，但這一份心意和細節，可以將遙遠縮短至方寸之間、是心也是新的距離。

團隊小檔案

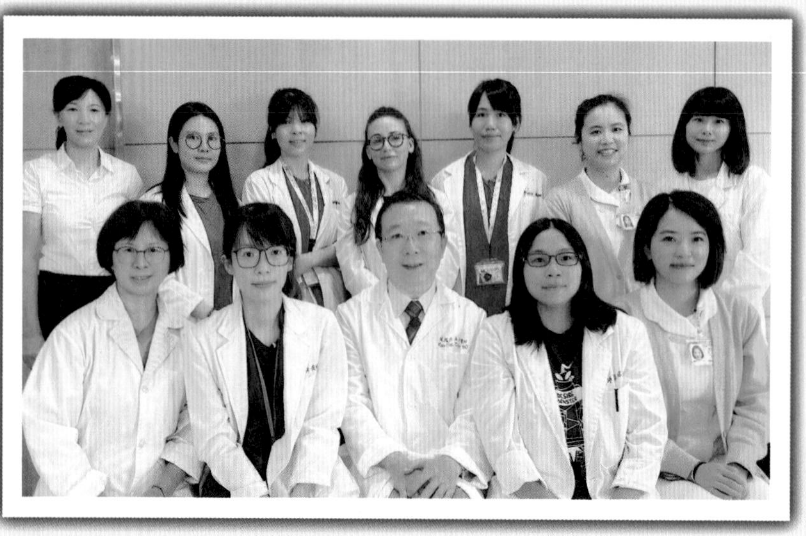

顱顏中心團隊一步一腳印從零開始，因為沒有局限，更擁有無限的可能。

主要負責人

陳國鼎醫師（顱顏中心主任）

成員

施潔瑜副主任、江天恩醫師、黃郁理醫師、蔡宛祐協調師、潘禕琳專科護理師、朱詠琳專科護理師、鄭信忠醫師、陳姵璇醫師、林哲玄醫師、鄧乃嘉醫師、黃筱婷醫師、曾頌惠醫師、賴建宏醫師、黃宇鋭醫師、陳中明醫師、林欣穎語言治療師

獨特性

全台第三個顱顏中心，於二〇一七年十月成立。

開創「以家庭為中心的全人醫療」模式：照顧患者、關懷家屬的身、心、靈、社，減少患者家長長達十八年的照顧負荷。

結合各醫療院所，通過與各醫療院所合作讓患者獲得實質性的醫療資源，就近即能有專業醫療團隊照護，實現「台灣唇顎裂治療網」。

醫療佳績

・二〇二〇年：SNQ 國家品質標章 - 台灣唇顎裂治療網 - 以家庭為中心的全人醫療模式。

・二〇二二年：APSAA 亞太永續行動獎金獎— Taiwan CleftNet- A model of Family-Centered Total Patient Care for Cleft Lip and Palate。

國家醫療品質獎—特色中心。

03. 兒童腦性麻痺團隊

復健路上與你同行，每一步都是進步

病人們給我的回饋是無形的東西，其實也在豐富我的生命，增加我生命的質量。

人各有命，上天註定；不過，正面迎戰、直球出擊，將挫折轉為動力，不讓一場病痛變為困局，正是北醫附醫兒童腦性麻痺團隊的現在進行式。場景是院內的新生兒加護病房。曾經在那裡住了數個月的米娜（化名），是一位早產兒，也是腦性麻痺者。

孩子天生就有疾病，對任何父母來說，都是無法承受的苦痛。更何況米娜的父母都是外籍生，從異鄉來到台灣念書，生下的第一個孩子就有特殊情況，沒有新手父母初獲新生兒的喜悅，因為自己還在求學，加上帶孩子就醫過程因語言、文化溝通不佳，都是巨大的身心耗損。

舉例來說，迥異於一般台灣民眾熟悉基本健保流程，米娜的父母礙於語言隔閡和就醫系統的流程習慣，光是帶孩子回診就是一場硬仗，就連在醫院內要找到門診，見到醫師、拿到孩子的治療單，成功見到治療師一面，都是辛苦歷程。過程中，還可能在龐大的醫院中迷失方向。

腦麻兒的日常，連抱小孩都是挑戰

看醫過程彷彿帶著孩子一路「打怪」，每道流程就是一個關卡，一關一關不停過，吃了不少苦頭，也多了挫折。北醫附醫兒童腦麻治療團隊職能治療師周詩涵回想，一開始在行政流程上會通融一點，先完成米娜的治療再補齊文件，而米娜的父母從生澀、練習到熟悉流程，大約就花了半年時間。

一旦孩子被確認為腦性麻痺，會診後會由團隊接手復健計畫，從出院、回診、治療師訓練，這個過程不斷循環。北醫附醫副院長、也是該團隊負責人曾頌惠補充說明，團隊會先協助父母親穩定下來，才有能量和時間訓練小孩。而不是把孩子帶來接受治療，然後就帶回家而已。她強調，這背後是一整個家庭的動員，最特別又是一個外籍的個案。

帶孩子看診、到持續接受醫療協助和照護，是段「既痛且快樂」的過程。尤其米娜對外在環境的許多刺激都很敏感，出現易哭現象，所以從出院回家的適應期就花了兩、三個月時間，對新手父母而言真的是「甜蜜負荷」。

對米娜來說，當她住在新生兒加護病房保溫箱中時，那是一個安靜可控制的環境，許多生理需求都被照顧得很穩定。回家後，面對的是自己的新手父母、新的家、新的聲音、新環境刺激。對這類小孩來說，猶如經歷著一場很大的風暴，所以米娜一回到家，從身體到心理都不舒服，不會說話的她，只能靠著嚎啕大哭展現內在不安。

至於米娜的父母親，又何嘗不是全新的生活與適應。剛開始沒帶孩子回診治療，原因不外乎是因為抱著小孩睡過頭，或者生活秩序節奏被打亂，把星期二的門診預約時間，記成星期三。

職能治療師周詩涵印象最深刻的是，米娜前三個月的復健時間，都是父母在練習怎麼「抱小孩」，讓米娜處於一個較為穩定的姿勢。她解釋，因為腦麻會影響到身體的動作與平衡，所以小孩容易全身往後拱起。這對寶寶來說，肯定是很不舒服的姿勢，倘若父母不懂得如何托住孩子，只是任其拱掛在手上抱著，狀似一隻蝦米，那孩子都不舒服了，又怎麼可能安穩熟睡？

看著這對父母努力在錯誤中成功，將彎曲狀的米娜抱在懷裡，真的練習了滿多次、滿久的，周詩涵淚中帶笑地表示，但看著他們成功了，大家都很有成就感。

大家忙著照顧生病的孩子之餘，也沒忽略這些家長同樣需要關心，所以團隊還教導米娜的父母如何單手抱小孩，同時能空出另一隻手泡奶的本事，這樣不僅讓寶寶在適當時間有奶喝，睡熟了放上床，雙親也能小寐一下。值得慶幸的是，米娜的父母親漸漸上手，團隊也看著寶寶慢慢地在長大、變胖……其中喜悅難以言喻。

回想起照顧米娜的點點滴滴，曾頌惠強調，「我們就是一個團隊！」其中成員涵蓋兒科、社工，還有復健科等，因為孩子的母親是外籍生，還拉進在校的輔導導師。「大家都清楚，如果寶寶沒有照顧好，癒後可能因為動作發展遲緩、日後照顧反而會更困難，無異雪上加霜。與其如此，從早產就追蹤、治療，希望日後復健情況比期待中的結果可以再更好一點！」

早期介入助攻，佐以細胞治療改善

北醫附醫兒童腦麻團隊很大的特色在於，從一出生、在新生兒加護病房會診的小寶寶，可能就開始接受治療。

曾頌惠進一步說明，最近有一位才剛會診的早產寶寶，明顯嘴巴沒力，如何讓他日後在三十二週大時能開始由口進食，就必須早期介入協助處理餵食困難的問題；再者，早產兒大多體重不足，本來就是高危險群，更要超前部署，不能等待日後真的有問題才處理。

負責早期介入的周詩涵，分享了團隊工作日常。一般來說，早產兒或新生兒住進加護病房，常見兩大問題：一個是器官發育不全造成的各種內科系問題；第二個則直接影響到生命問題，該睡不睡，該會吃不會吃，而影響小孩的發育成長。

一般人平常張嘴就吃，卻從沒想過，對腦麻新生兒來說，連吞嚥口水都是難題，更遑論吸奶，而周詩涵的工作，就是訓練這群寶寶能夠順利輕鬆吸奶、成功吞下去、換好氣，再吃一口，接著重複下一回合，一次做完。

「通常早產兒的肌肉比較沒力氣，光是含住奶瓶頭，把奶吸進口裡，都是一件費力的事。所以口腔訓練會透過按摩方式，讓他練習舌頭動作、嘴唇抿住動作。」她反問：試想當你舉重時，換氣會不會很辛苦？一百公斤就在你的手上，然後要撐住，一開始就會感覺很難換氣了，早產兒喝奶就是這種感覺——努力了吸了一口，可是那一口實在是太費力了，所以就無法換氣，但是下一口奶就在嘴裡，於是他們常常就在「上一口和下一口」間掙扎著，卻無法說出來。

從吸奶的反射動作開始，從頭學起

只是要如何訓練才出生三個月、連話都不會說的小寶寶？她表示，那就要看寶寶動作反應的感覺測試，以一名僅三十週就出生的早產兒為例，將手指頭放進他的嘴裡，會有一個含住與吸住的反射動作。

如果經過測試，不管放進什麼東西、甚至都已經都用力壓了，寶寶的嘴巴還只是繼續開著，那就表示感覺比較遲鈍，若出現這種情況，就算放奶瓶他也不會有反應。所以就要透過按壓的感覺訓練，或是比較粗糙的棉質物去刷寶寶應該要能動作的位置，讓他產生所期待的動作。也就是說，傳送訊息給他，他就會開始動作，接下來就可以成功含住奶嘴，成功吸住。

到了下一階段的吞嚥練習，則是要讓舌頭捲動，更為複雜的協調動作。例如幫寶寶拉出一點點舌頭，他可以自己將舌頭縮回去，那是一個剛出生寶寶會有的反射動作，等到再大點就不會如此。等於用天生腦部與生俱來的反射動作練習，針對反射比較微弱和較慢的寶寶刺激一下，等寶寶比較敏銳後，動作就可以很明顯了。所以要不斷透過反覆練習，讓寶寶記住這些反射動作，而且要持續夠久、到能喝完一頓奶的狀態。

「我喜歡孩子（治療復健）領域。因為腦袋天生建立好的程式，就是為了讓小孩出生後能一直進步，我們只是推他一把的助力。」周詩涵坦言，看到寶寶進步，是自己喜歡這個工作的理由。

相反的，當推了孩子「N把」還沒進步時，難免有點挫折。但周詩涵也不會因此放棄，因為「我做了、而且繼續練習，就是支持父母，畢竟這群寶寶的父母挫折感比我快且多。」她也會透過更多相關課程，或與其他醫院新生兒加護病房服務的職能治療師、甚至物理治療師交流，一個轉念也翻轉了思考的維度。

就像面對米娜的狀況一樣，她雖然有進步，但是小小的身體還是軟趴趴的、動作不受控，進步很緩慢，所以醫療團隊決定為她進行細胞治療。由周詩涵負責寶寶治療前評估，還有一位同仁負責細胞治療兩週後再評估的老師。所幸，完成治療後的米娜，自主動作產生的能力明顯，周詩涵觀察與形容，「我覺得是一種神奇的改變！」

曾頌惠解釋，細胞療法最大風險就是因為要再生，不知道會不會也衍生出不該生（細胞）的也生長了。「他（病人）願意跟我們一起走，我們團隊當然就陪伴他，選擇一個最好的治療方式。不然，我們拖不動病人！」直言之，醫療團隊、病人和家人，是一路前行者，而非單打獨鬥。

加入兒童復健機器人，一步步都急不得

「人的部分，只要有動機，一切都會好辦。」曾頌惠體悟，所以團隊還是要盡力協助，排除病人所面臨的障礙，像在腦麻訓練機器人部分，換是把大人吊到機器人上面行動，可能兩、三下就不舒服，更何況是小朋友。所以如何調整小朋友的訓練強度，讓他們一直保持動力願意做（訓練），這一定要靠團隊溝通。言談間，也透露出這個團隊在機器人復健這方面的優勢與特色。

根據統計，台灣腦性麻痺盛行率約千分之三．四，約有八萬多名孩童受肌肉僵硬、運動障礙，以及平衡不佳之苦。

物理治療師黃品瑄在兒童復健機器人領域著力很深，她也分享了遇到的個案，有位小患者起初一週來一次，表現得相當興奮，到了後期就興趣缺缺，因為重複的走路訓練對孩子來說除了是一項身體的挑戰，也容易出現動機不足影響治療。

腦性麻痺細胞治療

採用臍帶間質幹細胞，經過培養、擴增製成細胞藥物，再將細胞藥物注射入患者體內，建議細胞治療黃金治療期，應於病童三歲前較佳。該院現正申請兩項人體臨床試驗，將採用異體臍帶間質幹細胞治療改善腦麻孩童症狀。

透過治療師漸進挑戰治療強度、以遊戲或有趣情境等吸引孩子更加參與訓練，很快的，孩子的笑容重新出現在臉上，開始更喜歡走路，主動動作也增加、進步了。

目前這部分設計比較著力發展的是下肢外骨骼，亦即透過機械馬達模擬正常人髖關節、膝關節的動作（踝關捷通常會使用綁帶固定）。即使完全沒有動作，或可能只有部分動作，也能透過機器帶動走出趨近於正常人的生理步態，在精準的軌跡下高重複、有效率的進行走路訓練。

以下肢外骨骼訓練來說，目標放在加強主動動作，還有增加力氣。例如下肢腳踢的力氣可以再進步一些；也有功能目標，像是拉長走的距離，或是從原本沒有辦法獨立站立到能夠起身。而透過兒童復健機器人調節張力，也能誘發患者使出更多自己的主動動作。

黃品瑄解釋，以北醫附醫現有的復健機器人來說，機器協助程度可以從一〇〇％、八〇％到五〇％不等，只要小朋友動作進步，機器就不需幫忙這麼多，這就是其中一項可以量化病患治療強度與進步幅度的參數。一步一步來，從還不知道走路是怎麼一回事，先給予百分之百的協助，到逐漸跟上機器產生出更多主動作時，再慢慢增加他的步行功能，機器的協助程度也隨之慢慢降下來。

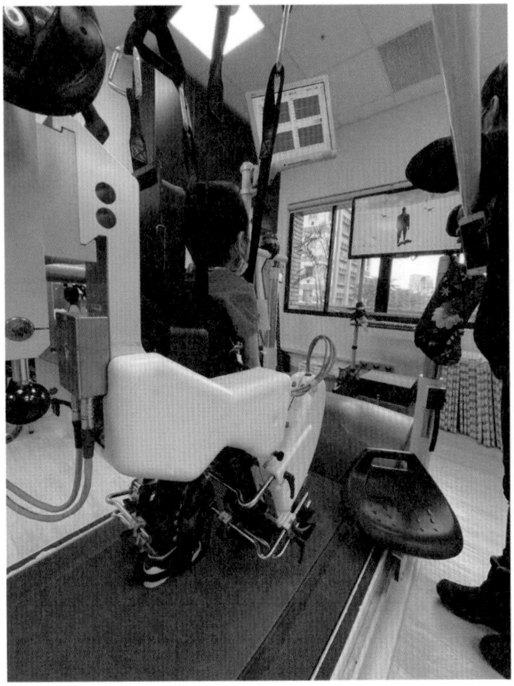

復健機器人也加入兒童腦麻團隊陣容，獲得家長與小朋友們的肯定。

用客觀數據呈現，讓進步的幅度更有感

「其實家長看到這些客觀數據，也能了解孩子們具體進步程度。」黃品瑄提出她的觀察，實際看到參數變化與復健情況的參照，將復原的狀態可視化，不論是家長或個案本人都會更加清楚進步的幅度。目前院內也引進日本自動復健機器人，更是台灣唯一一台。

然而，兒童治療和成人治療最大不同處在於：不能叫小朋友一個指令一個動作，腿抬高十次，就要他們照做，他們肯定拒絕或不適感增加，甚至不耐煩。試想，大人在跑步機上走

三分鐘就覺得很累、很無聊，何況是要把兒童綁在機器上，一直重複做一件事情。而遊戲與玩樂是小朋友與生俱來的權利，所以如何把枯躁變有趣，讓他想要主動參與，是最大的挑戰。

目前北醫附醫引進的兒童復健機器人產自瑞士，是將孩子懸吊在跑步機上面，等於是在固定地方做重複練習，好處是因為在跑步機上可以將重複次數拉得很高，意思是訓練強度可以提升，但對還在發展的孩子來說，最重要的是他們需要去探索這個世界，可是將他們綁在固定治療室內，就限制了探索世界的權利。

這部復健機器人可以服務的小朋友主要看腿長，基本上約四歲左右孩子，可能長到約二十一公分，才有辦法上機。國外已經設計出一些可以在地面行走的外骨骼機器，甚至能帶復健孩子到社區跑跑，到外面公園走走。「**不過，機器人不會取代治療師，反而是透過治療師的協助，可以讓復健成效變得更大，**」黃品瑄說得鏗鏘有力。

復健無法速成，要用時間證明

在兒童腦麻團隊裡，沒有前進，才是最大的挫折，尤其部分個案是身體障礙類別比較嚴重的孩子，復健的進步幅度不如預期，甚至他們的療程僅止於維持，所以黃品瑄第一年進入該領域時，也曾因病人的復健程度停滯不前而受挫。

但，將時間軸拉長來看，結果就不同。黃品瑄曾遇到一位已經上高中的患者，已經不是第一次使用復健機器人，雖然開完選擇性背神經根切除術在下肢張力下降後行走訓練重建的可能性增加，但前三個療程（三十六次治療）進步幅度達到一個頂點，讓黃品瑄開始覺得有點挫折，不禁心想：「我都已經這麼努力了，患者回家功課也練習那麼多了！成效怎麼還是停滯不前？」

可是前陣子黃品瑄再幫這位患者進行複評，也就是他一年來規律訓練自己走路的耐力檢驗，儘管患者原先就可以自己拿後拉式助行器，但仍需要他人協助移位到助行器上面，但光看他現在可以在沒有機器協助下，試著在跑步機上面行走，行走的速度與耐力相較之

選擇性背神經根切除術

腦麻患者因腦部受損，大腦未能發出抑制或控制肌張力的指令，所以腦麻患者有肌張力較高的情況出現。選擇性脊神經根切除術是切斷部分的脊神經後根，調整患者的肌肉張力，使痙攣肌肉的肌張力盡量接近正常狀態。

前，約有五成以上的進步！

在復健之路上，時間產生了複利效應。至於「五成」以上的進步，是什麼樣的概念？黃品瑄解釋，因為腦麻患者要抵抗張力，宛如千斤重的腳，光是跨出那一步，就已經困難重重。所以一開始的速度一定不會很快，但一旦他們的力氣能夠勝於張力，能對身體的控制權更多時，會展現在走路的速度、耐力，就能透過數據看到進步的狀態。

「如果只看三個月，真的是把目標眼光放太小，他們還是會進步的，因為這裡的小朋友多數從出生就開始復健，跟成人急性受傷不同，需要更長的時間，要陪他們耐心地走下去！這也是我們專業人員存在很重要的意義。」這是黃品瑄的體悟。

復健方式因人而異，用耐心去等待答案的浮現

復健是一條急不來的路，從醫療團隊到病人的信念都要一致，才能走得遠。黃品瑄不諱言，家屬或個案本人會很急著想知道身體健康的變化，可是對於團隊來說，必須要用更堅定的態度告訴他們應該怎麼走，在他們慌亂的時候指引一條路。畢竟，那是關乎一個人一輩子的事。

黃品瑄有感而發，「這個團隊最不一樣的地方是，病人要主動跟我們一起走，他必須

付出努力，才會達到預期效果，並不是說肚子痛吃藥就會好。畢竟復健是一條很長遠的路！更不能說給你這些東西，自己回去做，必須要融入生活中，這些都需要經過溝通協調，因為每個人適合的方式也不會一樣。」

黃品瑄的這點體認與曾頌惠不謀而合。曾頌惠認為，在復健治療工作的最大挫折，就是病人沒辦法進步，而且自己也沒招。年輕時候的她，還會因此做惡夢，「我夢到家長一直逼我，該怎麼辦！但，這就是我進步的動力！」愛看迪士尼卡通的她，用樂觀的心態面對渾沌的困局。

更何況早年沒有這些輔助工具（指機器人），進步有限。但是，要讓家屬可以接受之餘，醫護自己有沒有辦法接受呢？「這是我們一直在找答案的地方。我的優點是有耐心等，我會把尋求答案這個問題放在心上。」至於等待的時間，什麼招都沒有時，玩拼圖就是曾頌惠另一個出口。她在三千片、五千片的拼湊中，答案也會慢慢浮現。

團隊年輕力量的黃品瑄則形容，醫療行業對個人的情緒擾動或情緒壓力很重，如果整天都只做一件事情，會很容易疲倦。所幸現在的她擁有很多選項，可以把工作跟其他生活平衡的很好，生活重心不只有工作，還會去爬山、跳舞，去做自己想做的事情，「這些都能讓我在工作上才能更專注，才有動力繼續走下去。」

所以，黃品瑄跟小朋友、家長，都建立良好關係，有些就變成朋友了。看到最後他們離開，會很難過或哭泣、鼻酸，但對她來說，曾經陪他們走過這一段路，或短或長，至少是盡力給予全心照護。「他們給我的回饋是無形的東西，其實也在豐富我的生命，增加我生命的質量。」她從病人身上「教學相長」。

走出吳興街，發揮國際影響力

身為團隊的主要負責人，曾頌惠描述她的信念，就復健來講，就是復健機械人中心外面所寫的標語：「We move you faster and better.」（我們一起復健得更快且更好）！

至於如何帶領團隊，她強調，「光講KPI沒有用，要講KPI後面的故事、願景（vision）和任務目標（mission），那才會讓年輕人覺得他們付出也是很美好的，要有中心思想！生命只有一招，那就是善終時，對於所做的事情不要後悔，所以我能努力做好的是：把握當下！」

現在她帶領的這個團隊又有新花樣，「我們正在走出去，到社區，就取名叫：『走出吳興街』，這是我們在疫情期間想出來的。我們隨著醫院、醫院學校發展的關係等等，甚至走到國際。不要將工作場域局限在這裡，我們的影響力可以發揮得更大。」曾頌惠道出兒童腦麻團隊的未來進行式。

在這個團隊協助和笑容中，大手牽小手，讓小病童復健之路上，辛苦少一點，快樂長大，重回人生賽場。

團隊小檔案

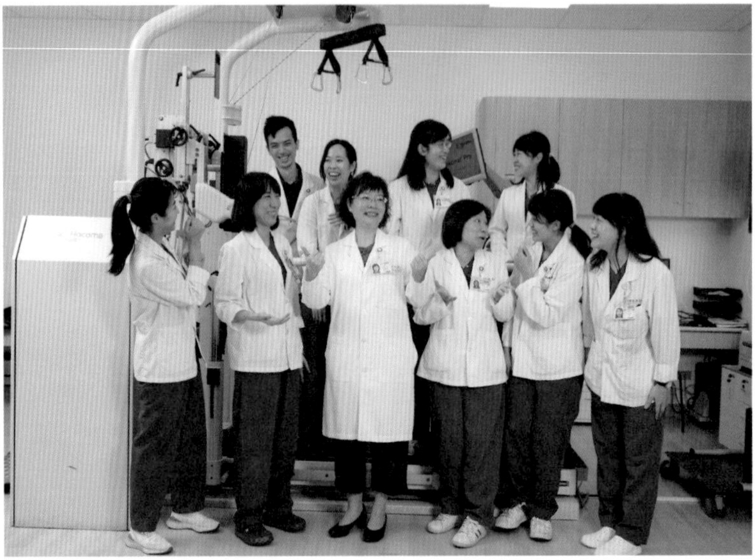

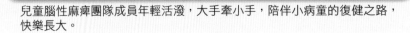

兒童腦性麻痺團隊成員年輕活潑，大手牽小手，陪伴小病童的復健之路，快樂長大。

主要負責人

曾頌惠醫師（教學副院長／復健醫學部主任）

成員

張璽醫師、蔡明蘭醫師、黃棣棟醫師、
陳淑美醫師、黃品瑄物理治療師、
林倩如物理治療師、林鈺娟物理治療師、
蔡昕如物理治療師、林芸秀職能治療師、
周詩涵職能治療師、李湘怡職能治療師、
黃懿民職能治療師、林欣穎語言治療師、
黃友琳語言治療師

獨特性

全國唯一兒童步行訓練機器人。

全國唯二可進行選擇性背神經根切除術的中心，以及少數可進行ＩＴＢ（脊椎腔內Baclofen藥物輸注）測試的醫院。

二〇一八年成立兒童機器人基金提供須長期療育孩童之家庭支持。

成績單

・二〇一二年至二〇二〇年十二月：診療超過三百一十一位罹患腦性麻痺的病童（約占全國七％）兒童神經疾患。

・二〇二一年：上肢／下肢復健機器人治療人次：六十一人／二百四十一人。

04. 兒童腫瘤團隊

打造國際醫學大聯盟，接住需要的孩子

生命的價值和目的就是快樂！
生命的富足在於自己與讓別人也快樂。

「對知識的追求，對愛情的渴望，對人類苦難不可抑制的同情。」這是著名英國哲學家伯特蘭．羅素（Bertrand Russell）對於人生幸福三要素的闡述，也是從小就罹患癌症孩童的心聲。

包括白血病、腦瘤、實體腫瘤等在內的兒童嚴重疾病，是台灣兒童第一大疾病死因。二〇一五年，聯合國啟動「二〇三〇永續發展目標」（Sustainable Development Goals；簡稱

SDGs）其中的第三項，將降低兒童癌症等非傳染病死亡率列入重要全球議程，要實現羅素所言的幸福機會將不遠，其中北醫附醫的兒童腫瘤團隊即是推手之一。

用傾聽翻轉醫療現場，聽見更多專業意見

每年約有五百位新診斷兒癌病例發生者，就北醫附醫兒童腫瘤團隊目前採行的用藥與手術醫療方式後，約有八成治癒率，已然位居國際前段班之列。

每星期三固定進行病童全能照護討論與兒童腦瘤治療討論，包括治療方法及順序。譬如，下肢惡性骨腫瘤的病人就診時，腳又痛又腫，就先切片確定診斷，再使用化療縮小腫瘤，如果需要開刀，又有不同方式。「重點在於要保存肢體或需要截肢的判斷，希望至少九成病人不要截肢，因為保留原來肢體狀態，功能會差很多，所以怎麼規劃手術益形重要。」兒童腫瘤團隊主任劉彥麟詳細說明。

在這裡，傾聽優於說話。這也是劉彥麟與其他專科醫師溝通幾次下來的心得，他以自己為例，在與各科醫師溝通時，往往在提出期待和想法後，就逼自己閉嘴，聽聽別科專家怎麼說。他坦言，自己多半時刻都在衛教病人，缺點就是話多，有時候不知不覺會說太多，也容易被自己的視野限制住，但是跟專業同事溝通時，反而要聆聽對方意見，其他專業才進得來，一起為病人做最高品質的決策。

自己做決定絕對有很多偏見，也容易犯錯。劉彥麟發現，有些同僚會靜下來先聽，目的就是聽懂對方要傳達的意思，慢慢地，他也學會閉嘴聆聽，反而得到超乎原先預期的成效，整個觀念因為「耳朵張開」被翻轉。

舉例來說，劉彥麟上次看壓瘡病人已經是二十年前實習時，而臨床護理師透過教育訓練時時更新，反而擁有最新的相關照護知識與技巧。另外，過去傷口消毒都是殺菌、弄得乾乾的，現在作法則是用濕的敷料，形成生態系統自行生長。又好比，傳統腫瘤科習慣消毒三次，現在新的證據消毒一次、等三十秒就夠了，重點在於時間足夠將細菌帶走就是最安全的。

從傾聽其他專科醫師到護理師，劉彥麟要表達的是，**「希望病人安全之外，還能得到高品質的醫療照護，就需要透過更多專科或跨領域團隊協力，才最有機會達到此目標。」**縱使同科醫師也一樣，對於治療方法會有不同意見和看法，提出方案背後都有自己的理由支撐，**但如果只是一意孤行，無法聽進去別人的想法，那犯錯機率就比較大，或可能錯過對病人最有利的治療。**

「癌症治療本身具有連續性，要讓每位病人都處於多專業團隊（multidisciplinary）的照顧環境中。大致上，確實每位病人也都需要多專科層面的醫療與照護。」箇中關鍵，劉彥麟一言以蔽之。

護理長朱欣蘭也提出她的觀察，「兒童腫瘤團隊的醫師都滿親切的，跟護理師比較沒有距離。劉彥麟主任與其他醫師主任都會聽取護理師，或是藝術治療、音樂治療團隊的意見。大家的共同目的都是幫助小朋友和家屬，並不是比誰做得比較多。」

落實友善照護，提供輔助性治療

用傾聽，找到最適合病人的解決方案，加上主要照護對象是兒童，所以更提供兒童友善照護，包括友善的環境等，又稱為「輔助性治療」。

朱欣蘭相當肯定兒童友善醫療照護的重要性，從國外文獻或經驗來看，兒童友善醫療照護可以提供小朋友整體性治療，對於住院適應教育與醫療過程順利都有實質幫助。在國外，還有提供兒童癌症患者動物治療、園藝治療和舞蹈治療或寫詩、拍電影等等。

劉彥麟則進一步表示，小朋友的「工作」就是要玩，但有些醫療治療會將兒童從原本的遊戲生活中抽離出來，有時候長達半年、一年，這對孩子都是滿痛苦的過程。於是醫療團隊便營造出一個很好玩、很有趣的環境，所以常能在護理站看見小朋友跑來跑去，有時候也會出現找護理師玩撲克牌的場景。該團隊提供輔助性治療，從二〇二一年十一月至二〇二二年五月，共服務了近四百人次。

具有美國紐約視覺藝術學院藝術治療研究所專業碩士學位的吳庭瑋，便是團隊的專任藝術治療師。現年四歲的J小弟（化名），於二〇二一年底被確定診斷罹患罕見的兒童腦瘤，經過手術、放療後，接受密集住院化學治療。由於腫瘤造成神經壓迫，下肢肌力尚未完全恢復，因此他大部分時間只能坐臥在床上，無法起身活動。平時他喜歡看電視、學英文，跟藝術治療老師互動則是他最快樂的時光。

在藝術媒材及創作的過程，病童透過玩樂，除了訓練細動作及認知能力，亦產生自我療癒力量，而治療師也能藉此幫助個案探索並處理內心深處的想法、感覺與情緒，進一步帶給他們心理支持。對於住院的小病人而言，此種非語言的情緒支持不可或缺。

朱欣蘭就分享一個從大陸來就診的十八歲大男孩案例，罹患惡性軟組織肉瘤的他，經由介紹跨海就醫，原本就個性內向且人生地不熟，但會彈吉他、唱歌又好聽的他，透過音樂治療，在安靜的病房裡談唱著〈平凡之路〉一曲，淡淡憂傷的節奏與歌詞中，隱隱流淌出少年內在心情的起落，在音符的點撥中也暫時宣洩疾病帶來的身心苦痛。

長期關注兒癌治療，媲美國際醫療實力

兒童癌症治療需要投注很多資源，該團隊兒童腦瘤專家黃棣棟曾說：「希望病人治療

後是開開心心的回家，那就會覺得有做到該做的事情，補償這些孩子缺學的遺憾。」

「此外，**健康不僅是生理層面，也希望在心理、社會層面都能支撐住。**」他補充說明，包括在就醫這條路上，台灣現在需要的是方便性，雖然搭高鐵有了一日生活圈，但遠地就醫仍是麻煩，即使由台北市中心坐車到淡水都有一段距離。

事實上，目前台灣治療兒童癌症的機構有二十多家，比較集中化，即使全日本大概約兩百多家，全美國也不到兩百家。劉彥麟表示，一九八三年，林守田教授在兒童癌症基金會成立後，過沒幾年，就提出兒童癌症最常見的白血病治療方案。

之後，在北醫大前校長閻雲及現任校長林建煌校長領軍下，十多年前就決定朝癌症治療方向發展，其中一部分就是兒童癌症。這是一段長期累積的過程，從教授林守田、專長血友病亦關注兒童癌症的醫師張家堯、教授黃棣棟，以及在雙和醫院做幹細胞移植的醫師陳淑惠齊力下，於二〇一三年完成北醫附醫兒童癌症的拼圖。近年來，積極導入精準醫療與康復者照護等最新診療觀念。

「與國際醫療相比，團隊越來越接近（癌症）五年存活率目標。」劉彥麟解釋，其實兒癌不光談三、四期的存活率，還是要看癌別，不同的兒癌存活率不太一樣。他強調，至少針對標準危險群追求最高的存活率，中等危險群病人需小心地提高治療強度，而高危險群病人或復發病人則能提供創新治療方法，如精準醫療或新藥臨床試驗，帶給他們希望。

以目前來說，如果採取手術、放療和化療，治癒率可達八成，此外還有許多很有潛力的免疫療法、細胞療法等等。等於說，有八成罹患病症者會存活，有挑戰的是另外兩成患者，尤其是復發或高危險群病人。

「後線需要一些新療法或是策略，像標靶治療跟免疫治療，如果能夠找到生物標記，就是一些預測療效的領先指標，才能『對症下藥』。」雖然「預防醫學」在兒童癌症領域很難推動，因為兒癌發生率沒有那麼高，樣本不夠多；但是在精準醫療部分目前有初步成效，大概三分之一比例的癌症小朋友，有機會可以配對到有效的標靶治療或免疫治療。

此外，近年來新興的基因檢測及腫瘤細胞測試部分，就是個人化精準醫療，希望用細胞敏感度進行比對檢測，但檢測後要有銜接上的武器，就是要能針對腫瘤生物的特性，採取標靶治療、細胞治療或是免疫療法。

像成人癌症突變比較多，所以現在流行免疫檢查點療法，受惠病人較多，這類基因修復異常比例在兒癌有發現但偏少，所以如何把病人挑出來是個挑戰。

就劉彥麟團隊的作法，針對復發困難治療病人，會先從病理方面申請特殊染色體檢測，或邀請病人參加研究計畫進行精準醫療檢測，再從檢測中找到可執行的標靶藥物治療，以增加後線治療的成功率。

天價孤兒藥常讓弱勢家庭卻步

至於醫療費用部分，兒癌治療第一線標準療法多數是健保給付，復發後的資源就看是否合乎健保規定項目，譬如，免疫檢查點治療不合適應症就直接不受理、退回病人申請。有些比較貴的藥要先寫特殊病例事前審查給健保署，告知病人狀況。簡單說，就是為了要幫病人申請健保核准，「健保對弱勢家庭醫療幫滿大的，我們通過率大概七、八成。」劉彥麟說。

有位病人小Q（化名），在七歲那年就醫時發現罹患存活率低、第四期的神經母細胞瘤。頭一痛就讓她晚上睡不著覺，痛到掉淚的她常會躲在棉被裡對神明祈禱，希望自己不要死掉。而她，不過是一個剛要上小學的孩子。

小Q很勇敢的抗癌，包括手術摘除腫瘤、密集化學治療、放射治療、高劑量化療搭配自體造血幹細胞移植……幾乎以醫院為家。光聽這些治療，一個成人都難以負荷，而為了給她最好治療的雙親努力籌錢，包括要價一千多萬元標靶藥物，就在以為苦難終將回歸正常時，卻發現神經母細胞瘤出現罕見的腦轉移復發。

根據文獻報告，超過七成神經母細胞瘤患者會在一年內離世，且沒有人能存活超過四年。所幸，有兩項在美國研發的「標靶免疫治療」帶來一線生機，可將病人存活十年以上的長期存活率從〇％增加至五成以上，但第一階段療程新藥 131I-Omburtamab 尚無法引進台灣。小 Q 的情況，等同是在和時間賽跑。

經過溝通後，美國紐約長期鑽研神經母細胞瘤免疫療法的史隆凱特林紀念癌症中心同意收治小 Q，預計採用的抗 GD2 抗體藥物 Naxitamab，已於二〇二〇年在美國上市，與國際藥廠及代理商談成引台灣的計畫，經食品藥物管理署許可後，藥物將以專案進口方式供應到台灣，供小 Q 這類高危險群神經母細胞瘤病人緊急醫療需求使用。

但還有一個最大的問題，就在於龐大的醫療費用。美國與台灣兩地的醫藥費，估計約需兩千萬元。即使在美國放射免疫療程壓縮到兩個多月，但罕見病藥物研發難、成本高、病人少，定價高昂。

比起無藥可醫，有藥卻用不起天價孤兒藥的情形，還是令人無比心酸。小 Q 的雙親已經陸續變賣車子、資產，還借貸及募款，依然緩不濟急。對此，社工室與兒癌基金會介入協助病人申請經費分攤醫療費用，目前個案在第二階段療程中，已完成復發腫瘤的手術、放療、化療，並前往紐約做完第一階段的中樞神經系統放射免疫治療，腫瘤已經縮小到幾乎看不到的程度。

小Q是幸運的案例，還有更多弱勢家庭需要社會安全網與醫療網的保護。劉彥麟認為，台灣應該要找出一條自己的路，兒童癌症五年存活率能夠趕上日本、歐美等國家，現在雖然有八成以上，但是要邁向九成的路，其實需要更多努力及更多個別化的措施。

從跨科別的小聯盟，到全台跨院所合作

當然，在長年累積的基礎之上，希望能慢慢再往更高層次提升，朝每年增加一%（治癒率）的目標前進。二〇二一年時，劉彥麟曾對兒癌基金會提案：「每年五百位新病人中想辦法多治好五個，就可以增加一%存活率。」他邀請醫療前輩們，一起思考如何找出那五個能治得好的病人？好比說，當年健保通過一個精準醫療新藥，就希望有機會找出適合新藥的病人；如果找對藥的話其實成功率很高，當然前提是病人願意接受。

朱欣蘭也同聲贊同，找出適用關鍵新藥醫療的病人，是全台各癌症院所能一起共同努力的目標。但，究竟要如何找出那五個病人？劉彥麟的答案是：「我們希望有一個院際合作管道。因為病人可能在這個醫院治療及檢測，但是不見得在台灣每間癌症院所都有合適的試驗或新的療法可以參加，所以需要彼此合作、互相轉介。」

這是大聯盟的概念，從北醫附醫跨院出去；相較院內跨專科合作，則是小聯盟的層次。他解釋，國際醫院評鑑稱為ACC（Access to care and continuity of care），就是就醫可近性以及醫療連續性。所以，「我也鼓勵住院醫師要有中長期照顧計畫，當病人治療計畫很明確時，就透過定期會議討論，彼此都清楚這個病人中長期狀況。」

有時候病人住院僅三天或七天都還是短期，若是時間更長一點，就需要在院內做銜接。例如，有些病人是在雙和醫院治療，或是從萬芳醫院轉來，就有體系轉診、轉介機制；偶爾哪家醫院檢查排程需要支援，也可能三家醫院一起採購物品，可以說是特殊藥物資源共享。又好比兒童放療與質子治療，現在北醫附醫有質子放療中心，所以放射腫瘤科對質子醫療轉介也有一套合作方式。

跨醫院系統的隔閡，仍待克服

劉彥麟說明目前資源共享現況，就像一個生態系運作，彼此資源共享，還有團隊間合作照護模式，因為有些病人住得很遠，有某一段關鍵治療需要在北醫附醫進行，治療後很穩定，而他的醫療執行計畫是採用健保給付藥，那就轉介離病人住家近的當地醫院，像是中部的彰化基督教醫院或是中國醫藥大學，或南部高雄的高醫附設醫院、榮總和長庚，醫

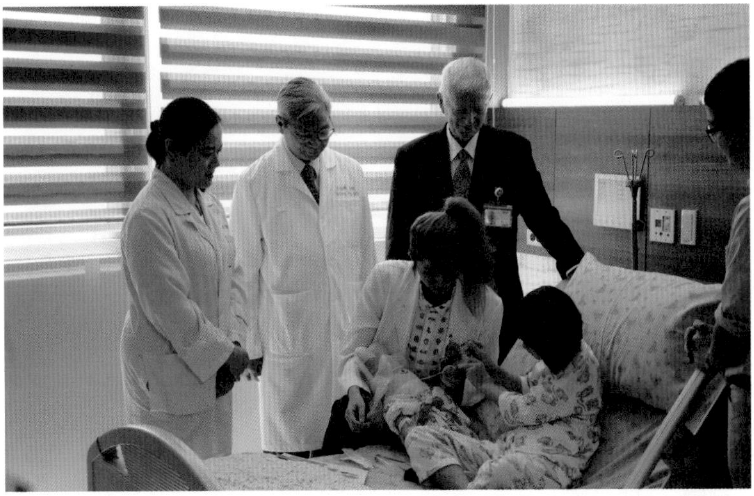

兒童腫瘤團隊透過兒童友善醫療照護，讓面臨病痛的孩子能獲得不同面向的療癒。

院間都滿常合作轉介與互相討論。」他補充說，最近就安排了病人到雙和醫院做輔具。

這是基於一個大北醫概念。像是萬芳醫院及雙和醫院在兒癌醫療各有特色，從理念到臨床都能一起討論。只是跨體系醫療較大的挑戰在於，醫院間彼此使用的資訊系統不同步，以英國健保NHS來說、全國統一同一套系統。在台灣，現在轉介病人時必須透過健保雲，每次都要讀取健保卡就比較不方便，有時醫院還得準備一大包資料讓病人帶去另一間醫院。

跨醫院系統隔閡是滿大的挑戰，加上病歷是敏感性個資，不能隨便流通，每次都要病人的健保卡才能讀取資料。所以，醫師一定要在診間完成，即使診間完成後也不能下載於醫院系統，需要在健保雲端上完成。有時候開會討論，需要看病人在別家醫院的片子，也需要病人的健保卡才能看到。

「我們並不是為了合作而合作，主要是看病人缺乏什麼而去補足。所以透過塔（醫院）對塔（醫院）就很慢，而是經由在塔底下醫療人員之間的串連，是人對人。」劉彥麟解釋，國內約八十位左右的兒科腫瘤醫師，彼此都熟識，就會先事前協調溝通，這位病人過來是純評估，還是要進行一段治療再轉回去，或者直接轉介？合作為病人提供最好的醫療。

與國際同步的專家、臨床試驗

國際化則是北醫附醫兒童腫瘤特色之一，自成立之初便邀請名聞國際的梅傑斯（Prof. James Miser）就是證明。

梅傑斯是北醫大前校長閻雲特別聘請來幫忙推動兒癌照顧團隊成立，提升台灣罹患癌症小朋友治療成效。人在英國的梅傑斯透過視訊，回想初到北醫附醫時，當時就像一個任務編組或專案。

但是，這前後十年的變化，在梅傑斯眼中，不光有團隊且已經合作治療病人，讓病人得到更好的治療成效。因為癌症照顧是一個連續面，從診斷、治療、追蹤、復發康復，甚至安寧緩和都是一個整體。目前還有二〇％存活率的挑戰，他希望找到更好的療法，或是透過開發新療法讓病人在第一線就有機會治好，或是復發後有別的方案可以救援。

他也進一步提醒，針對五年存活率的八成病人，其問題在於治療強度，有些藥物會有延遲效應，要小心減藥但不破壞其存活率，而這需要更多的研究和調查。此外，就是導入一些新觀念，讓非高危險群的病人，前期治療能輕一點、成效更好。也就是說，存活率一樣，但減少其副作用。

劉彥麟補充，有些腦瘤治療的化療藥會讓聽力受損，就要搭配聽力測驗，但有些醫院可能因排程擁擠便沒有安排，可是只要小心追蹤，便能早點發現聽力異常，可以早點換藥或改藥。用多了怕聽力有問題，減量又擔心存活率，所以醫師要從中抓一個平衡點。

「**北醫附醫目前能做到的，已經跟通過美國癌症總署認證的兒癌治療機構一樣等級，**」這是梅傑斯的評價。他同時也提出對於台灣醫療整體印象觀察，台灣全民納保很了不起，護理師、社工師、各專科醫師都很優秀。這是兩個重要基石，任何一個國家少了其中一項，在醫療方面就沒辦法做得很好，或者分崩離析。

在建議北醫附醫跨出國際化步伐前，梅傑斯先舉一個事實。目前有個特殊臨床試驗藥，是由一家小公司開發，他們必須在美國市場募資，然後花錢委託臨床試驗公司來找北醫附醫進行。為什麼遠道找到台灣來？因為有國際友人介紹——梅傑斯先跟他們談，一、兩週後，就收到藥廠委託信，彼此開始談合作，目前案子正在進行中。

這就是讓有需求的小病人有機會可以接觸到新藥，當然梅傑斯也希望有新藥能帶來新療法，希望打造一個跟業界健康互動、合作成長的關係。他語重心長地說，當然一開始得透過臨床試驗，所以國際臨床試驗能夠在台灣執行，是越來越應該值得被重視的事情，這代表著，台灣病人有機會接觸到最新、最尖端的藥，意義非凡。

對於兒童癌症治療的未來趨勢，梅傑斯強調，延期效應是一個很重要的趨勢。像質子治療會減少很多延遲效應部分，八成左右會康復，所以長期健康議題反而更重要，這也是國際間一個很重要的趨勢。有些病人至今還無法治癒，不過若有新的標靶方法，也許在未來類似病人就能治癒，甚至透過試驗讓病人有機會接觸到還未上市的藥。梅傑斯將眼光放在問題背後的問題來回答。

不只治療疾病，也要兼顧生活品質

雖然說醫療現場挑戰不斷，但朱欣蘭感性地說，整個團隊都很和諧。確實在現場，時間緊、任務重，但在溝通交鋒中，筆者可以從語言分享或者視訊交流，感受到彼此不言而喻的默契。「還有，小朋友會分點正能量給我們！」劉彥麟從小朋友笑容中得到的體悟，醞釀為工作能量的基石。

他提起自己的工作座右銘由來，那是二〇一〇年時，第一次去瑞典參加國際醫學會報告，就是神經母細胞瘤研究會議。他到斯德哥爾摩的諾貝爾博物館參觀，看到一塊磁鐵上面寫著：The purpose of our life is to be happy.（生命的意義，就是要快樂）。

他深諳，如果自己不快樂，或覺得自己治療的小孩不快樂，多半有問題。健康是快樂的泉源，快樂則是健康的一部分，他能做到的是促進推動各環節。「生命的價值和目的就是快樂！生命的富足在於自己與讓別人也快樂，對於目前的我來說，這樣就夠了！」生命有長度、廣度和深度，而這個團隊在快樂中將三種度量聚集一起了。

劉彥麟坦言，自己現在專注在事情本質，想辦法了解問題與目標，追求的不見得是效率，而是總效用。他解釋，效率，是指你投入越少的資源，以小博大，總量沒有很多也沒關係；應用在臨床工作上是，要把病人的疾病治療好，兼具病人生活品質也要完善。即使還有很多地方要努力，不見得能夠馬上到位，但希望能盡量幫每位小朋友，提供最佳解方。

「行動更勝於語言上的激辯。」這是猶太法典《塔木德》的一句名言，也是北醫附醫兒童腫瘤團隊的最佳註解。

團隊小檔案

召集人

劉彥麟醫師（兒童腫瘤中心主任）

成員

梅傑斯教授（Prof. James S. Miser）、黃棣棟教授、劉彥麟醫師、李欣倫醫師、黃富煥醫師、郭嘉駿醫師、張璽醫師、李建和醫師、王錦莉醫師、顏上惠醫師、陳淑美醫師、蔡明蘭醫師、吳孟晃醫師、陳淑惠醫師、蔡若婷醫師、何宛玲醫師、曾頌惠醫師、鄧乃嘉醫師、謝立群醫師、方嘉郎醫師、張家堯醫師、黃于郡專科護理師、葉劉力子專科護理師、鍾麗英護理長、朱欣蘭護理長、劉韻如主任、李嘉華副教授、林宜穎音樂治療師、吳庭瑋藝術治療師、蔡佳佳醫師

獨特性

打造專屬友善空間與治療環境，國際級跨領域專家團隊為罹患腦瘤、腫瘤與白血病的兒童及青少年病人，規劃最佳治療方案。

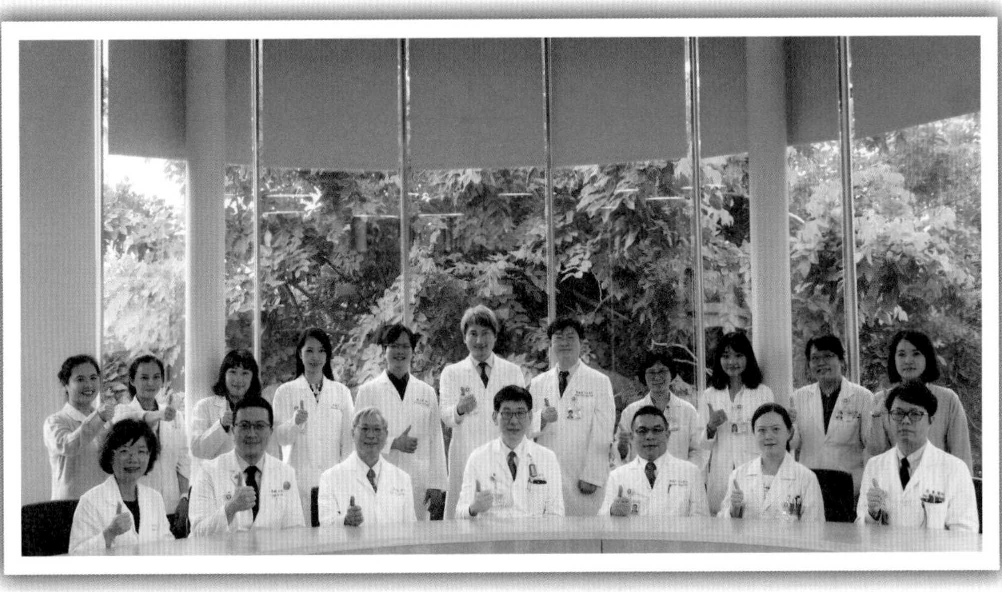

北醫附醫兒童腫瘤團隊從組成跨科別的小聯盟，到全台跨院所合作的大聯盟。

同時提供領航服務、成立癌症基金，引導病童與家庭共同走過診斷、治療、追蹤、康復的歷程。透過轉譯研究與臨床試驗，為病人開發新治療、追求新希望。

成績單

· 兒童腦瘤病人占全國二三%。
· 兒童腫瘤病人三年存活率八二%。
· 首創康復者追蹤照護門診。
· 兒童腦瘤團隊榮獲SNQ國家品質標章認證。
· 精準兒童腫瘤醫療榮獲SNQ國家品質標章認證。
· 朱欣蘭護理長榮獲第十屆兒童醫療貢獻獎兒童護理獎。

第二部

醫療前線

——關注弱勢，促進健康福祉

後疫情時代來臨，整體醫療動線會延伸到社區醫療，深耕居家醫療和遠距醫療，才能提供醫療普級性。這是一個需求，也是一個潮流。

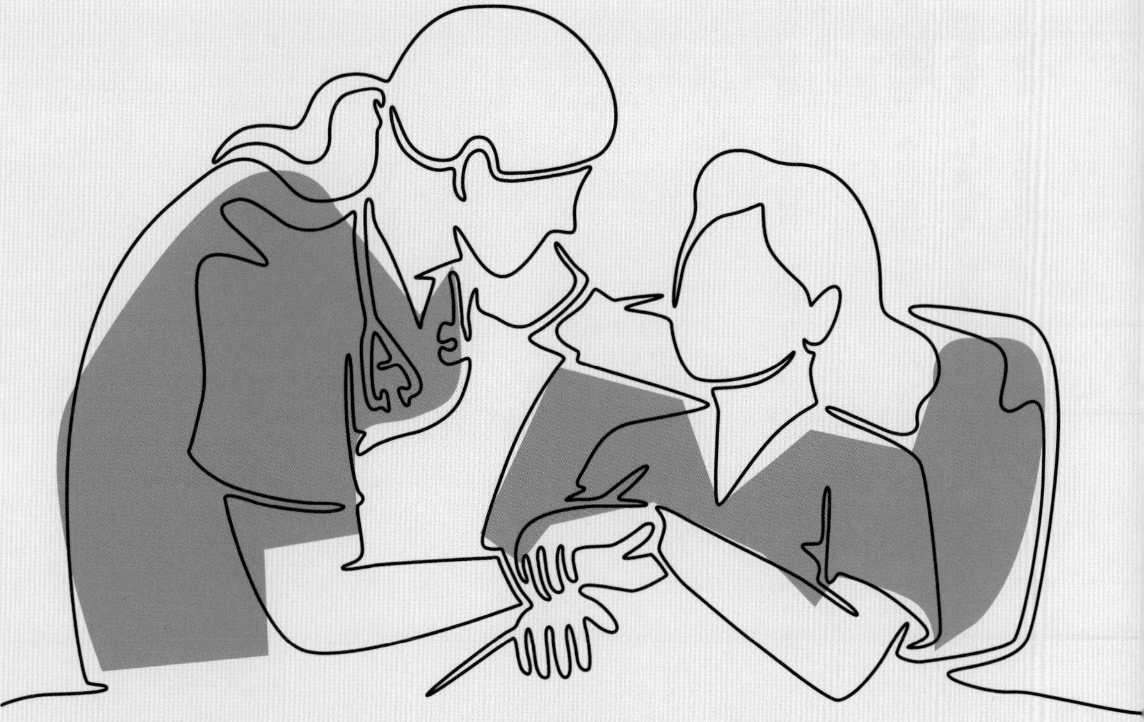

05. 愛滋病防治中心

用陪伴化解疾病隔閡，站在病人同一邊

要溝通才不會有遺憾、不要斷了溝通管道、不要戴著有色眼鏡看愛滋病人者。

「四十年」，這是愛滋病從一團迷霧到有藥可醫，曾一度被宣判為「世紀黑死病」變成慢性病的時間長度。

這段歷程涵蓋了醫療、社會觀感、病人權益、隱私種種關卡，每次進步都讓病人享有外界更加平等的眼光，能過上平凡生活，對於感染科醫師、社區社工、非營利組織來說，都是關關難過關關過的「破關」之旅。而北醫附醫愛滋病防治中心團隊，是走到大浪撲前

的先驅者。

在這裡，也正發生著改寫生命故事的腳本。

第一步從建立信任關係開始

「通常病人發生風險行為後想要進行匿名篩檢，就是彼此接觸的起點，是很關鍵的時刻。所以一接到電話後，我會先用鼓勵的語氣和態度告訴對方：你很棒、很勇敢，覺察到風險後，願意跨出一步到醫院。」該中心個管師洪慧彤提及防治首步驟。

緊接著，她會告訴對方，過程中採取全程匿名、不用出示任何證件或健保卡，以讓對方放心，唯有彼此建立信任感，才可能有對話的空間，如果進行順利，就直接約時間到北醫附醫中心衛教室進行檢測。

而且為了保護對方且願意進行匿名篩檢，北醫附醫愛滋病防治中心個管師的公務手機號碼，完全透明公開，只要Google匿名篩檢，就能在疾管署匿名篩檢網查到。還沒見面就先取得信任，相對也益形增加可信度。

若對方願意到衛教室進行檢測，就邁出成功的第一步了。在等待篩檢報告的二十分鐘，洪慧彤可一點都不閒著，一方面為了轉移對方等待時的焦慮，她會先分析種種情況，舒緩對方心情且先打好「預防針」，避免得知篩檢結果後手足無措。「如果結果呈現陽性，就用正向態度接受後續診斷治療，現在只要每天規律服用一顆藥，約半年時間，就能恢復到與同齡人般的健康條件；若為陰性，恭喜對方之餘，還會提醒：若後續再遇到風險，也要有保護措施的認知。」種種舉措與對話，都是為了讓對方這一趟不白走。

正因為在風險檢測時，彼此就奠定信任基礎，檢測陽性的個案通常會告知洪慧彤事件發生過程，她也會進一步安排後續相關檢查。最重要的是，要彼此留下聯繫方式，尤其是LINE。

每一步都先細細推演、預告，站在病人同一邊。透過即時訊息，可先建議觀看和了解的相關網站資訊，如果有問題可以趁回診時討論；同時告知對方這是法定傳染病，院方會在二十四小時內通報，之後會接到哪些人的聯繫，確認公衛端可以聯繫的電話號碼，不要一接到電話就驚慌失措。

彼此留下聯繫方式，建立良好互動，也為了鋪排未來的療程，短則三天、長則一週，病人會回診、醫師開藥治療。大約服藥三個月到半年後，都能達到體內幾乎測不到或微量的病毒。

洪慧彤提醒，除了服藥規則外，包括飲食、保健食品禁忌等等注意事項也要留意，最重要還是要預防風險行為，避免其他性接觸傳染病及抗藥性病毒的感染，接著就進入穩定追蹤階段。就跟老化得到慢性病一樣，長期使用愛滋病藥物也會帶來副作用，是否需要預先評估、預防老化加上長期服藥在日後產生的情況或共病，都要注意。

細心到細節的距離，多的是一份心意，也讓北醫附醫愛滋病防治中心從成立以來所服務的病人，經過按時服藥與回診後，都能穩定的控制疾病。

不厭其煩面對病人的疑問與焦慮

從匿名篩檢、見面檢測到回診治療，整個過程看起來好像整天都在做「老媽子」工作的洪慧彤，卻樂在其中。然而，她的日常難免會有關卡，例如遇到反偵察力強的高知識病人，如何「制敵機先」？

洪慧彤不諱言，曾經有位個案就是不規則服藥且還有藥癮，醫療團隊感受到他的情況且提出暗示，但對醫療知識豐富的病人而言，索性不承認。中心成員不好直接戳破謊言，只能好言相對，但只要不要斷了關懷溝通的線，病人終究會伸出求救的手。

在洪慧彤的經驗中，初期時，與病人之前的 LINE 訊息往來很頻繁。多半患者會焦慮地問很多事情，但多半家屬並不知道病人病情。慢慢地，問題意識會從醫療端轉向家庭、社會層面。

越是棘手時刻，溝通的藝術益形重要。多半愛滋病人礙於隱私與社會觀感，通常選擇不告知家人，不少家屬都不知情。通常洪慧彤會先曉以大義，說清楚事情來龍去脈，同時也告知對方，這是一個能將情況好好告訴家人的機會，然而，洪慧彤「以毒攻毒」，就用這樣的話術說服了好幾個病人向家人開口。

北醫附醫愛滋病防治中心主任劉欣怡直擊關鍵核心，「愛滋病人者最在意的還是社會觀感，通常會覺得被侵犯隱私才不願意接受協助。**多數個案對我們的個管師評價都很好，而不帶歧視的看待患者，就是愛滋病防治中心個管師的基本職業素養。個案最不需要就是同情，只要你把他們當朋友般幫忙就好。**」

有了信任才會產生依賴感，然後可能開誠布公。洪慧彤認為，個案能感受到真心被接納的態度，像用 LINE 溝通時，他們能用很直接的字眼寫出自己需求和分享心情。看著她手機中 LINE 對話（訪談時蓋住病人名字），親切如家人般的回應，更能從中了解彼此關係的緊密。

已近不惑之年、個案阿鐵（化名）所遭遇的歷程，是一段比小說情節更為寫實的故事，也充分展現劉欣怡一而再、再而三強調的「三不」態度：要溝通才不會有遺憾、不要斷了溝通管道、不要戴著有色眼鏡看愛滋病人者。

直到臨終才等到的父子和解

阿鐵是位畫家，藝術天賦高，住院期間還曾為醫院製作衛教相關的文宣品，且自動為愛滋病防治中心設計LOGO。生長於台灣離島的他，初次性行為發生在十六歲，上大學後接觸到毒品，後來染上愛滋病。

一個轉彎，讓他的人生不再只是拐角換了一章情節，而是翻轉到了不同世界。一九九八年時，阿鐵染上愛滋卻無規則服藥，直到二〇一三年住院，因為家庭關係疏離，父親不願意面對兒子的病情。二〇一七年到二〇二〇年間，阿鐵曾多次住院，但因為服藥遵從性差，以致於病毒控制不穩定，還合併其他感染問題，甚至產生抗藥性。在不遵從按時服用治療藥、濫用藥物上癮、進出醫院和監所間的種種循環與折磨中，也令他的父母感到無奈、拒絕給予醫療外的經濟協助。

看似冷冰冰的親子關係，其實藏於內心的是愛。平時阿鐵到醫院門診時，他的父親總是徘徊於大診區外面，起初連醫師都不知情，後來因為用藥問題，需要詢問家屬，才知道原來站在大老遠處的那位先生，就是阿鐵的父親。儘管親子關係不融洽，父子關係凍到極點，但能感受到阿鐵的爸媽很在乎這個孩子，也愛到極深，不然不會大老遠來陪伴看診。

阿鐵的病到了後期，情況並不好，進食狀況不佳也不願意對家人說，加上併發症問題，心臟科醫師建議要做些檢查，於是他先找到愛滋病防治中心團隊，表明自己沒有錢，但不想要跟家人說。後續住院期間，他還曾經逃院「投奔」NGO團體。後來，還是NGO團體的社工打電話給阿鐵父親，醫院才找到人。

二〇二〇年，阿鐵因心臟及腎臟器官開始衰竭，多次住院與藥癮也導致他精神狀態紊亂，經常在病房大吵大鬧，愛滋病防治中心團隊為此開了一場跨團隊會議，思考照護方式。同時團隊也跟早期就與阿鐵家人有聯繫的NGO社工了解，才知道阿鐵明白自己時日不多了，希望跟家人討論安寧課題。至此，社區力量與醫療能量是彼此鏈節在一起的。

快走到生命盡頭的阿鐵，與家人觀念落差和心結仍然未解，儘管住院期間，父親願意前來照顧，但阿鐵還會把父親趕出去，後來是在安寧團隊協助下，直到臨終前，父子才有了和解機會。

過程中，顯見阿鐵的家庭支持系統相對薄弱，住院期間也沒其他人來探病。直到有次，護理人員送來一塊蛋糕，只見他猛啃，彷彿餓了好久，吃完後沒隔多久時間，阿鐵就在睡夢中離世了。後來，家人以他的名義捐了輪椅給醫院。

阿鐵的經歷看似是一段生命起伏的故事，卻是涵蓋了一個病人、一個不願接受現實家庭到一個醫療團隊、社區照護全局觀的縮影。

病友間口耳相傳，最友善醫院與醫師

在愛滋病藥物治療上，目前較大突破就是廣為人知的「雞尾酒療法」，至少需要三種藥混合，而新的機轉抗病毒機轉醫療法，半衰期比較長，使用二合一方式就能成功，二合一治療藥物可以減少病人長期使用造成的身體負擔。

另外，基於二合一之後發展的最新突破，就是針劑。目前肌肉注射針劑已經研發成功，病人不需要每天服藥。最新上市針劑是兩個月打一次，風險相對少，最大副作用是注射部位疼痛。劉欣怡解釋，簡單的說，就是把吃藥方式變成打針。

北醫附醫愛滋病防治中心病毒抑制成功率逼近九六％，已達聯合國愛滋病規劃署（UNAIDS）的國際目標。也就是說，經過治療後，患者體內被測出的病毒量小於兩百，這是最常用的一種標準。另外不到一成的比例，多半是不按時服藥者，或者患者是否有去抽血檢驗的時間差所造成。

「重點是，我們達到病毒控制良好的比例非常高。」劉欣怡強調，而這也是病人願意帶著病人來的動力源。儘管治療成功率高是病人的福音，但他們還是要面對最大的關卡，就是社會觀感的突破。

一九九九年，台灣通過《愛滋病防治條例》，明定主管機關、中央應持續HIV預防與研究、不得無故洩露帶原者隱私、醫院得提供檢查與治療等。除了保障權益，該法規也有懲罰限制等事項。令人無奈的是，這部法律並沒有減少愛滋病人在現實生活中所遇到的嚴重歧視。

隱私如同一道銅牆鐵壁，要打破，隱藏於下打樁信任關係的付出，功不可沒；背後是整個團隊付出的努力。

劉欣怡坦言，不同於一般疾病，愛滋病人的隱私除了在團隊內被保護外，當他到其他科別就診時，往往也希望不要被披露。很多病人會為此很掙扎，希望能在同一家醫院進行治療，而這就牽涉到醫院各科別醫師的友善程度。因為每一次嶄新的溝通，對於這個族群而言，都是一道要重新跨越的坎。

「我們醫院所有科別醫師都相當友善，尤其外科需要直接接觸病人體液、血液，不會發生明知要開刀，在我們透露是HIV感染者後，就突然不開刀的情況。」但劉欣怡不諱言，醫療界仍有些同僚多少帶有恐懼和歧視眼光，在所難免，但是北醫附醫愛滋病防治

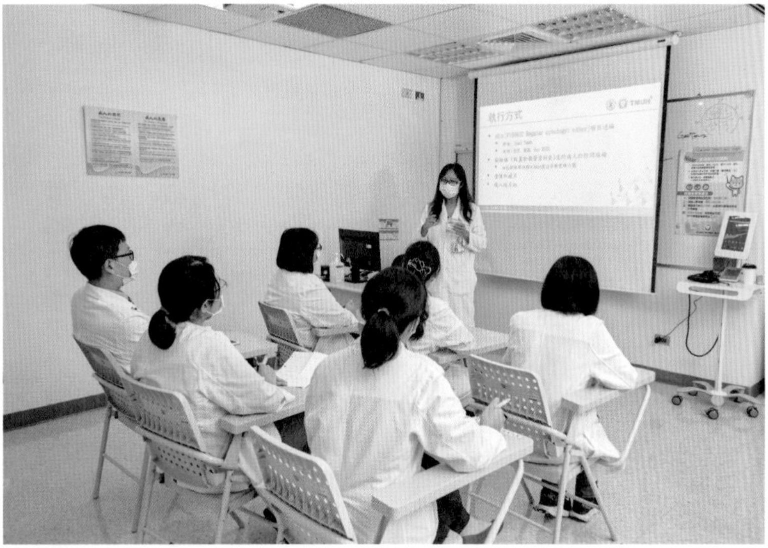

愛滋病防治中心團隊對病人隱私保護不遺餘力，院內跨科別醫師們也對病人相當友善。

中心早在成立之際，當時的院長就是外科醫師，由他親自帶頭，從上而下做表率，等於直接突破了最大關卡。

「其實，我們真的很少、很少、很少遇到醫師們，請他們幫忙卻不願意的狀況。」劉欣怡連續說了三遍「很少」字眼。

因為好口碑，其他醫院的個管師還會打電話來請求協助，也曾經有愛滋病人者在其他醫院治療，但痔瘡開刀是在北醫附醫進行；該團隊亦曾接過在北部某大型醫學中心就診的愛滋病人需要照胃鏡，就來北醫附醫腸胃科掛號接受診療。

劉欣怡舉了一個例子，北醫附醫牙科友善的程度，連公部門的衛生單位都知道，還會告訴其他醫院：「這類病人有牙科問題，就去北醫附醫好了。」幾句話簡單陳述情節與事實，掩蓋不住的是，照顧病人的真誠與同理心。

身體病痛可以醫治，社會觀感卻難突破

就劉欣怡觀察，相較於過去，大家對愛滋病不是絕症已經有普遍認知，但是對於「愛滋病」這三個字的歧視或恐懼，進步幅度還是有限。一般民眾已經知道這不是一個感染就會死亡的疾病，但並沒有因此減輕患者心理上的陰影與壓力。

聯合國愛滋病規劃署曾在二〇一八年發表了一份公開支持U=U的共識「Undetectable=Untransmittable」，其所代表的含意即可說明，當病毒量被抑制，代表病人是沒有傳染力者，旁人就不需要恐懼；或者因為你的恐懼，反而讓患者不願就醫，或不想規律服藥，甚至不想暴露自己，造成社會風險更高。

然而，觀念的改變並非一朝一夕。劉欣怡不禁感嘆，已知的HIV患者，只要好好服藥，就跟你我無異，不要將焦點放在「他是一位愛滋病人」上面。畢竟，愛滋病人者所承受的外界壓力已經很大。

她以二〇二〇年的新冠疫情相比，當時送來北醫附醫的新冠患者，就是由感染科醫護

人員負責照護，「你說會不會害怕？其實會有一點壓力。但是，我們不會因為這些壓力就推諉或逃脫，每一位醫師都到了現場。」

對於愛滋病人者而言，外在社會觀念的歧視不易改變外，內在則有抗藥性的挑戰。愛滋病毒抗藥性不是隨便檢測就能測出，病人要鑑定有哪些突變基因，才能推估出所產生的抗藥性。目前台灣的整體照護完整，只要懷疑病人有抗藥性，就可以送到相關實驗室鑑定，由政府補助費用。

劉欣怡解釋，台灣將愛滋病納入個案管理制度（簡稱個管），整個個管和指定醫院又是統整在衛福部疾管署底下，所以整體治療和照護策略不會有太大偏差。

至於費用方面，愛滋病防治與治療的費用適用於疾管署編列特殊預算，所以愛滋病人看診不需負擔費用，所使用的藥物也是公費或由健保給付。但另一方面，因為健保是透過特殊預算編列，所以總體控管用藥。結果是雖然不會有所偏差，也不會有做不好的地方，但是要特殊也很難。例如新藥還沒有納到疾管署下，就要提出申請；像針劑部分二〇二二年目前也還沒有納入疾管署或健保，所以只能自費。

劉欣怡進一步說明，可能有人會覺得為什麼要對愛滋病人那麼好，事實上這是出於社會公共衛生考量。在過去，很多愛滋病人相對社經地位偏低，即使現在藥價壓得很低，一位病人每個月的藥費也要一萬三千元左右，若不列入健保給付，很多人根本負擔不起，乾脆就選擇不治療，後果就是傳染力度越來越大，而且抗藥性會演化得越來越複雜，最後導致病人用藥越來越困難。從整體角度來看，屆時要付出的醫療成本負擔更大。

病人對家人也說不出口的隱私難題

以前曾有病人對團隊說過，**他們不要特殊關注，或特殊待遇，也不要同情或可憐，或大多數人戴著有色眼鏡去看他們。絕大多數人要的是：跟一般病人同樣被對待就好。**而這也成為劉欣怡帶領愛滋病防治中心的信念所在——希望讓病人覺得醫師看他們都是很平等的，像朋友一樣，也希望大家能更了解這個疾病，對他們更有同理心，或者說更明瞭他們需要的隱私權。「我們一個不經意的態度，可能就滋養了病人人格扭曲的『養分』。」她強調。

如此日積月累，會不會有倦怠感？洪慧彤自剖，每當自己覺得好像懶得再跟病人解釋或說明時，或沒有積極回應時，會提醒自己要調整回來。其實，如果抱著真心接納的心態，就不會覺得這是一個痛苦的工作。她也觀察到，需要不斷提醒的病人都有一點相似之處，就是跟家人關係很疏離。

其實多半家人彼此心理會猜測，但多半父母不願去面對或接受。甚至曾有父親還嗆聲：「如果是這樣（性向不同），我就去死好了！」那等於阻斷了彼此間的溝通之路，就像阿鐵父子一樣，有次洪慧彤去訪視阿鐵父親，她聽到的都是父親對兒子的稱讚，舉凡阿鐵功課好、很優秀，能感受到他覺得自己兒子很棒。

「如果阿鐵父親一開始就接受兒子是男同志，我相信待在安寧病房時的結果會不一樣。」洪慧彤感嘆，從這些患者身上學到，愛要及時表達。人需要愛與被愛才會圓滿，或許這個圓滿不一定完美，但只要是自己能接受的結果，就沒有遺憾。

此外，在臨床醫療照顧上的最大挑戰，在於要達成病人不願意透露相關隱私情況，但是又要讓家屬可以接受他的病況，在兩者間取得雙贏。通常醫護團隊要面臨這樣課題，多半發生在患者免疫力低下引起其他症狀時，不得不告知家屬。

曾有位年輕病人，原本身體狀況不錯，意外染上嚴重肺炎，甚至可能要插管，也因為常常要治療，一拖就拖很久才慢慢有起色，家屬不免產生疑惑，明明肺炎可能五天就好了，怎麼兩週還沒痊癒？

可是愛滋病防治中心卻不能跟父母透露孩子的病況，這種情形下，只有病人自身了解狀況，但家人卻一頭霧水，甚至開始懷疑醫師，要帶孩子到其他醫院，但孩子卻堅持要留在北醫附醫治療。

在《人類免疫缺乏病毒傳染防治及感染者權益保障條例》中明定，患有愛滋病者，只要病人是清醒的，在沒有當事人的同意之下，醫師不可以告訴任何人，包括家屬。

因此，對愛滋病防治中心來說，處理時會格外謹慎。難道沒有解決之道嗎？劉欣怡表示，如果病況比較危急，通常會趁病人清醒時分析利弊得失，提醒對方要告訴某位家人，因為還是需要有位了解情況的人，幫忙處理後續病況醫療要做的正確判斷或決定。

不只醫護的陪伴，家人也是支持力量

事實上，面對這樣的兩難，團隊還是有策略的。好比說，有時候要聲東擊西，想辦法把家屬帶走，通常是趁家屬買餐時，用簡短五到十分鐘溝通。當然也遇到真的不願意透露的情況，但病人表示，萬一狀況不好時，會讓醫護人員知道自己願意告訴誰，危急時刻醫院能跟誰溝通。如果還是不願意透露，就是過一、兩天再談一次。內容則是告訴病人，現在病毒抑制情況很好，控制好的現況會帶給病人信心，再告知同意意願訴求。

在團隊經驗中，通常說服一、兩次，病人就慢慢能接受，可能決定告訴媽媽，或是兄姊。一般來說，父親比母親更不能接受自己小孩是愛滋病人者，所以大部分人不會選擇告訴父親。

之前曾有一位二十歲出頭的病人，團隊在剛接觸時就感覺到，他像是生活在溫室的花朵，當他得知自己被感染時，幾乎整個人恐慌到快要崩潰。而他剛來時，只是因為燒傷，但傷口癒合不佳，加上感染，才被檢查出患有愛滋病。

於是團隊開始溝通，一定要有人在旁邊支持，要不然自己會走不下去。最後，他選擇告訴媽媽。經過病人與團隊的努力，後來也穩定的控制疾病。

劉欣怡也接著舉了一個對照組。那是一位感染梅毒、已經侵蝕到腦部的愛滋病人，他的選擇是「不說」。等到他意識到問題嚴重性時告知父母，知道實情的雙親，因為完全沒有任何心理準備，只能被迫接受現實，他們的世界完全崩塌了。病人的媽媽更是從知道那刻起到孩子出院，眼淚都沒停過，而父親從被告知時，就幾乎「消失」。

現代心理學之父威廉．詹姆士曾說：「人類內心最殷切的需求是渴望被肯定。這份肯定不需要華麗的詞藻、誇張的表情，有時只需要細細的表達『我注視著你』，以及『我看見了你』。」在愛滋病全人照護路途上，醫療進步鬆綁了生命的威脅，心靈上的被理解還有一段路要走，但北醫附醫愛滋病防治中心團隊一群人齊心又齊力地走著！

團隊小檔案

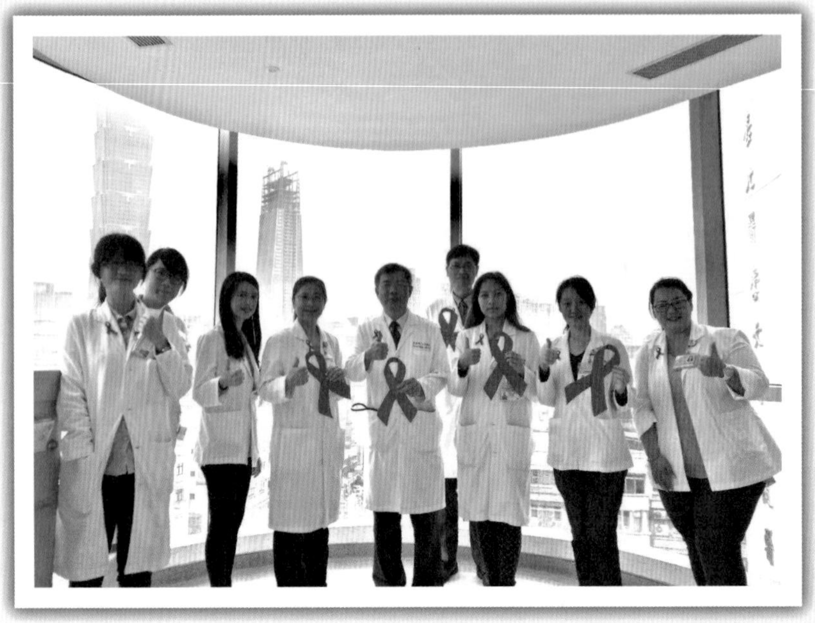

愛滋病防治中心不帶歧視看到每位患者是基本素養，更把他們當朋友般幫忙。

主要負責人

劉欣怡醫師（愛滋病防治中心主任）

成員

莊涵琄醫師、李垣樟醫師、陳立遠醫師、楊靖慧醫師、洪慧彤個管師、舒敬媛個管師、郭沁怡藥師、林姿瑩社工師、劉力瑄社工師、石慧婷護理師、羅筱晴護理師

獨特性

提供安心窗口：感染者可依需求就診任一位感染科醫師而不需轉介，從匿名篩檢到確定診斷治療過程都有個管師的諮詢與陪伴。

全院友善科別：感染者不需經由個管師轉介，即可接受各科別服務，甚至有他院病人透過個管師來本院接受其他科別服務。

成績單

- 達成聯合國愛滋病聯合規劃署（UNAIDS）所訂下二〇二五年「95-95-95」目標
- 第一個95：愛滋病毒（HIV）感染者知道自己已感染
- 第二個95：知情的感染者中有九五%已開始接受HAART（高效能抗反錄病毒製劑）治療
- 第三個95：接受治療的感染者中已有九五%成功的抑制體內的病毒

06. 失智症中心

整合優化照護品質，邁入社區搭起共照網

失智症歷程多是漸進性、緩慢進行的。一開始，先是記憶功能變差，就好像風吹過去般，樹枝上的一片片葉子就慢慢凋落

有什麼比這一幕更令人憂傷？自己見證了「自己的消失」！

假設你或妳的親人腦袋裡，藏著一塊橡皮擦，而這塊橡皮擦還會主動地，一點一點抹去你或親人生命中曾經歷過的足跡與記憶，面對此情此景，身旁的人該怎麼辦，又要如何面對？

這塊無形的橡皮擦「正在做的動作」，正是現任北醫附醫神經內科主任、也是失智症

中心負責人葉篤學，這二十多年白袍生涯裡、研究了一輩子的課題。

葉篤學分享多年來的臨床與研究經驗，像帕金森氏症、中風等疾病都會影響神經功能，自然也可能造成病人生活品質下降，特別是失智症。尤其失智症者可能行動自如，但是行為舉止可能會變得像小孩子一樣，或者他因為忘記了，所以常常找不到東西，就老覺得有人偷他東西，這些脈絡都有跡可尋。也因為病人的健忘、猜疑等，家人在照顧時更容易感到挫折。

也就是說，當記憶不再，過去的人生檔案就像是忘記存檔或被刪除般消失了、不見了。可是，朝夕相處的親人還是能從相處中的細微變化，有所察覺。

不是老人專屬，失智有年輕化傾向

不過，失智症並非專屬於高齡者的疾病。在電影《我想念我自己》中，才五十歲的主角愛麗絲發現自己方向感變不好，常常忘記熟悉的路，因此主動就醫。經過醫師診斷後，愛麗絲罹患了年輕型且是遺傳性 PS1 基因變異的阿茲海默症（失智症之一）。

「近年來，失智症確實有年輕化傾向，」採訪當天早上才剛從四四南村里民活動中心所租借的失智共照中心的據點辦活動回來，馬不停蹄旋即接受訪問的葉篤學，提出自己多年來的觀察。

事實上，失智症占大多比例還是阿茲海默症，歷程多是緩慢漸進的。「一開始，先是記憶功能變差，就好像風吹過去，樹枝上一片片的葉子就被吹落、逐漸凋零……」葉篤學描述病徵的文字聽起來頗富詩意，但隱隱帶著一絲惆悵感。

隨著超高齡化社會到來，失智症案例越來越多，投注資源相對大，這也是北醫附醫專責成立失智症中心的緣由之一。希望藉此從一個人、一個家庭、甚至將資源擴散到一個鄰里、社區。

失智症的病程是一條緩慢又漫長之途。每個人的故事情節很相似，但箇中細節卻不同調。對失智症患者而言，逐漸失去認知功能，會慢慢影響到他的執行功能、行動能力，嚴重者最後可能臥床。整個過程對於一個家庭的影響，步伐是跟著病人的病情發展同步，既緩慢又漫長。

以美國前總統雷根為例，他老年時罹患了阿茲海默症，他的女兒佩蒂·戴維斯便寫了一本書《The Long Goodbye》，紀錄父親雷根和阿茲海默症奮戰的過程。書中陳述，**對家人而言，中間一起經歷陪伴、也可能發生衝突，喜樂參半，因為遺忘、懷疑、再忘記，就如同一個走不出的閉環，走著、走著、走著，在不斷重複裡，慢慢地，也將自己遺忘了。**

當失智病人的記憶只剩下片段，他就會繞著一個迴圈一直講，譬如最在意的積蓄、錢財或珍愛之物，不斷地重複。對照顧家庭而言，便非常考驗耐心，葉篤學直言，有些家屬無法接受親人的變化，即使診斷確認，每當病人出現失序行為時，有的家屬還是覺得長輩故意找碴，自然容易產生衝突。況且長期照顧更是一件磨人的事。

一位迷路母親不願面對的真相

B女士是發生在葉篤學的診間中的許多故事之一。B女士和先生是大學同學，一路從相戀到結婚，共組家庭、生養孩子，忙碌一生也步入退休享福年紀，她個性活潑外向且熱中教會活動。因為新冠疫情的緣故，許久未見的孩子有機會回國團聚，看似美好的生活，卻因一次突如其來的迷路而亂了套。

那是一個尋常的早晨，出門參加教會活動的B女士久久未返家，全家人緊張得出門尋覓，卻在巷口發現B女士在同一個巷口繞圈圈，找不到回家方向。有意識的女兒就與父親討論，帶母親就醫諮詢。

就醫當日，B女士在家人陪同下看診，但她直覺自己沒病，為什麼要來看醫師？葉篤學先透過聊天讓她放下心防，取得信任後，便做了一些簡單測驗，例如請她記下三樣東西、減法運算、畫時鐘等。他從中發現B女士確實有短期記不住的現象，因此安排進一步的神經心理評估，例如臨床失智評估量表（CDR）、智能評估等衡鑑工具，並安排血液檢驗和腦部影像檢查。

再次回診時，葉篤學從B女士的女兒口中得知，當日就診結束後，母親與父親大吵一架，母親認為自己沒事，但家人卻把她當老人癡呆看待。而在教會活動時，家人發現母親會頻頻在台上忘詞，甚至排斥與人社交，B女士自己則因此十分沮喪。

當醫師與家人試著讓B女士了解自身現狀，她當下完全無法接受，並憤而轉身離開診間，留下擔憂的女兒及先生詢問醫師，日後該如何應對與治療。葉篤學也說明了延緩病程的治療方式，像是參加延緩失能照護據點課程、藥物控制等。

再次回診，是由女兒代替B女士前來看診，女兒口述：「當天回去後，與母親促膝長談，得知外婆便是因為失智症而離開，因此母親心中出現揮之不去的陰影，不想步入和外婆同樣的道路，才一直無法接受自己的病況。」

了解B女士的擔憂後，葉篤學和B女士溝通，並轉介失智症個管師協助家人，幫助她試著了解失智症並不可怕，可以透過一些訓練或藥物治療來延緩病程，鼓勵她依然可以參與活動。再次回診後，B女士與丈夫一起前來，並向醫師分享期間參與課程照片及成果。一路走來，全家人的生活如坐雲霄飛車一樣高潮起伏。

問題來了，假如擔心出現失智症狀，應該先掛老人醫學科，還是神經內科呢？

記性不好，不一定就是失智

葉篤學給了答案：「神經內科。」在北醫附醫的神經內科和精神科都有看失智症的專業醫師，但何時會有跨團隊介入？他說：「在照顧過程中，病人可能出現情緒行為障礙問題時，我們就會與精神科醫師共同會診。」而所謂的情緒和行為障礙，包括病人有時候會出現妄想或是幻覺；最常聽到的兩大情況就是：病人老覺得自己東西被偷，其次是懷疑另一半有外遇。

由於有些病人因病況變得沒有安全感，所以會更加緊黏著家屬。葉篤學曾經有位病人，他媽媽基本上根本不能離開病人視線一步，「這就是有神經精神症狀的問題，可能有憂鬱或焦慮，需要精神科協助。」

憂鬱與失智，一線之隔。葉篤學剖析，有些人的精神狀況沒什麼問題，只是開始健忘，就會先選擇掛神經內科，而不是精神科。但是，如果出現妄想情況，就需要兩科醫師一起討論，是否用藥需要調整或進行心理治療等等。

他進一步解釋，還有一群人是所謂的「假性失智」。像是家人出了意外，或遭遇重大打擊，造成病人有憂鬱症傾向，變得什麼事都不想做，進而什麼事情都記不住。所以，葉篤學在看失智症初診病人時，總會多花些時間了解，病人是否為憂鬱症所造成的假性失智？他在門診便常遇到，對事情都提不起興趣、有睡眠障礙，或無緣無故就掉淚、總有自殺的念頭的問診者。

有些病人掛號來門診，會說記性變差，但葉篤學詳細問才發現，可能是前陣子有家人接連過世，生命承受不起失去之重。行醫多年，有些病人一走進葉篤學的診間，看對方的樣貌大概能猜出是否跟憂鬱症有關，因為有的人愁眉不展，講兩、三句話就掉淚，這種情況多半是憂鬱症。

他解釋，很多人可能曾有輕度憂鬱症傾向，且大部分會安然度過，若是比較嚴重還是要看醫師，有分藥物與非藥物治療，這就是精神科的專業了。所以有些病人在排除可能是失智問題後，就會轉診至精神科。

憂鬱症表現得像失智的個案，平均約占看診人數五%左右。假性失智的憂鬱症患者，大多是較為年輕者，有的人三、四十歲就說自己健忘；有的可能是工作壓力，或照顧家人瀕臨崩潰邊緣，都可能會引發心理層面的障礙。

至於一般人如何判定自己有初期失智傾向呢？現在一般常用是AD-8量表測試，八個問題中如果符合兩個以上，就建議尋求醫療診斷。

現在北醫附醫的醫療現場，開始有失智症醫療整合團隊。失智症病人絕大部分是記憶先出現問題，再來是執行功能失調，接著連行走、吞嚥都出現障礙，病人可能要坐輪椅或臥床，至此已經是重度失智程度，可能就需要安寧相關科別介入。葉篤學強調，如果照顧得好，病人存活五年以上到十幾、二十年的機會不無可能。

丈夫失智十年，照護者誰關心？

葉篤學憶起有位病人Ａ先生，初次看診時，Ａ先生由太太陪同前來，雙方眼神中透露著夫妻倆相互扶持的深厚情感。太太告訴葉篤學，先生已經治療阿茲海默氏症八年了，目前生活起居都稍需協助，最近發現先生講話頻率下降，說話也變得很簡短，有時候會不經意做出過去熟練的動作。

在問診過程中，葉篤學也注意到，Ａ先生張望四周，一言不語，接著拿起桌上的白紙開始對摺並輕彈著，讓他不禁好奇問了Ａ太太才知道，原來曾是一名醫師的Ａ先生，常在家裡做這些動作，特別是有點觸感的紙張，後來猜想這個動作有點像是在手術房動刀執行手術。

葉篤學進一步說明，從神經學角度來看，A先生的動作被視為「重複刻板性行為」，可能潛意識中仍保留著既往進行手術的印象，雖然生病了但記憶仍停留在過去的時間，且會重複這些熟悉的動作。

之後，A先生在太太的陪伴下，固定每三個月回診，但每次回診過程中，葉篤學都會觀察到A先生的語言組織能力越來越差，每次問問題都回答不太出來，太太也發現先生在家幾乎都講不出話，且常因吞嚥困難導致進食不易、被口水嗆到。為了讓先生能順利進食，常常想要各種方法，甚至改變食物的質地，讓他能夠攝取到足夠營養。

言談中，葉篤學不難感受到A太太流露出的身心俱疲，以及無法招架的無奈。而A先生的病程漸漸邁入後期，葉篤學多次收到A先生的急診通知，多因吸入性肺炎而感染住院，甚至危及生命，每次看著A太太每次拖著疲憊的身軀來到醫院，卻依舊牽著先生的手、不離不棄地守護在旁。

接著，A先生因為感染問題，不斷住院出院，最後葉篤學實在不忍兩人辛苦在家與醫院兩點一線的奔波，他建議A太太考慮讓先生接受安寧緩和照護，讓一生為病人奉獻的醫師，能夠舒適走完最後病程。「算算照顧時間超過十年，他們還算是經濟許可的族群。」葉篤學語氣中皆是感嘆與不捨。

針對不同類型與共病，整合照護

失智症的危險因子，一項是教育程度，也就是跟認知功能、學習狀況有關。教育程度越低，失智的機率越高；但這不代表知識水平高就不會失智，而是他們相對會提早警覺到這個問題。另一危險因子則是血管型，腦中風其實也會造成失智，這也是北醫成立失智症中心的一大優勢。

失智症不僅只有阿茲海默症、其實還有發病位置及症狀個不同的失智症類型，包括額顳葉型失智症（FTLD，Frontotemporal Lobar Degeneration）或是路易氏體失智症（DLB，

額顳葉型失智症

腦部額葉、顳葉漸漸萎縮的一種腦部退化性疾病，也是形成早發性失智症最常見的原因之一，影響人的語言能力、判斷力、溝通能力以及日常生活能力。主要症狀包括早期人格變化、不合常理的行為，例如該安靜時卻一直講話、語言表達不流暢，或者一直重複某些動作，例如來回走到某個地點、重複讀同一本書、不停開關抽屜等，平均好發年齡在五十歲以後，比阿茲海默症早，且早期較難被周遭的人發現。而與阿茲海默症較大的不同是，疾病的初期，並不會出現神智混亂或是健忘的症狀。

路易氏體失智症

僅次於阿茲海默症，是第二常見的晚發性失智症。該失智症除了有認知功能障礙外，在病程早期就可能出現類似帕金森氏症的徵狀，如身體僵硬、手抖、走路不穩，以及重複無法解釋的跌倒現象。

Dementia with Lewy Bodies）。

如果是血管性失智症可能跟中風有關，因為有心血管問題，就由心臟科介入，或是有糖尿病則需要內分泌科介入，包括營養師可能也要參與，因為這其中有一個重要部分是危險因子預防；就是患有三高（指高血壓、高血糖、高血脂）。另外，還有血管性失智症也有一部分是家族遺傳性的，例如被稱為 CADASIL（體顯性腦動脈血管病變合併皮質下腦梗塞及腦白質病變）是因 NOTCH3 基因變異所影響，這時候也需要其他專科協助。

血管性失智症比較不像退化性失智症，如阿茲海默症緩慢進行。葉篤學說明，「退化」的狀況比較像是溜滑梯，而血管性失智症則是掉一下，然後平緩，再次中風就會再掉下來，就像下樓梯般一階一階的，每下一階就跌落一次，而要避免病人變成直接「掉下樓梯」的狀況，除了恢復認知賦能外，其中一個重點是「預防」，預防再次中風。但如果是退化性失智症，則明顯會越來越差。

至於失智症的共病，可以從哪些因素會增加失智症風險去思考，如憂鬱會提高失智症罹患風險，因此憂鬱症和失智症可能並存；帕金森氏症的病人也可能有失智問題；另外，中風及腦血管病變引起的血管性失智症，病人常常有高血壓、糖尿病、高血脂症這些共病。除此之外，失智症的原因如果是常壓性水腦症、維他命B12缺乏、梅毒等這些次發性原因導致的，這些也會是共病。

共病部分，神經科或精神科醫師於門診時也會協助處理，但若是有較困難控制的情況，也會轉介相關科別，或是有用藥、營養、復健等相關問題與需求，也可以轉介藥師、營養師、以及復健治療師，提供跨團隊照護，這也符合現代照護整合的概念趨勢。

個管師走入社區，搭建共照網

「發現有病、歷經醫療過程，最後安寧全程照顧，目前我們都有做到。」葉篤學表示，二〇一七年起更開始承接起失智症篩檢及確診評估計畫，積極走入社區，主動發掘社區疑似失智症個案。

北醫附醫的失智症中心更從二〇二〇年起，承接台北市政府衛生局失智照護服務計畫的東區負責人，除了設置失智共同照護中心（全台北市四家旗艦型共照中心之一），同時也設置失智社區服務據點「北醫樂活站」，從點、線、面，串起整個失智症社區照護網絡。

葉篤學說明，據點與共照中心所承擔的功能，除了提供失智症病人有一個能夠賦能的機會，也提供家屬一個喘息空間，同時協助他們在照顧上遇到問題的出口。

原則上，失智症病人都會由個管師收案管理，並提供照護及失智相關衛教，除了門診提供的藥物治療，還可以轉介至日照中心、據點，或是長照資源的轉介，提供給失智症患者照護上的協助及非藥物治療的資源。

走進位於四四南村里民活動中心所租借的失智共照中心，會發現牆上與桌上擺放許多失智長者的上課作品；攤開「課表」，舉凡預防失智、繪畫和舞蹈等等課程，且週一到週五排好排滿。「其實共照中心的老人家很可愛，跟在門診的狀態不一樣！」他觀察。

葉篤學也深刻體認到，醫師門診時間有限，應該要多給病人一點時間，這時候就要發揮團隊力量大，「對於病人與家屬的照顧，組成一個團隊就能夠更深入的介入。要能聚集更多有興趣者一起投入，不是只有我一個人在做。」

例如有個管師可以居中協調，也會去共照中心和據點，看看病人上課狀況及現場協助

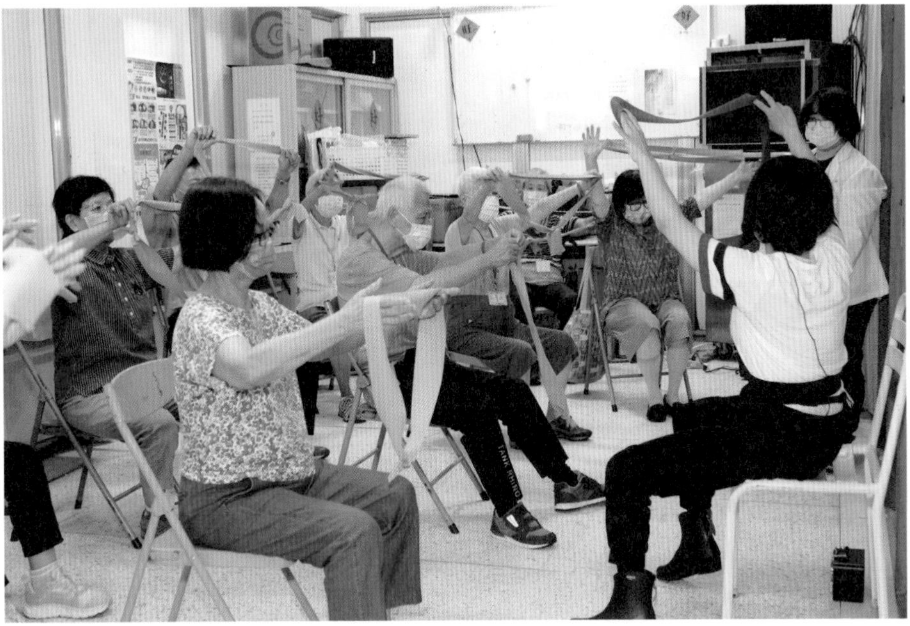

位於四四南村里民活動中心所租借的失智共照中心，課程排好排滿，當天大家正在一起「做運動」。

解決問題；在組建隊伍上，目前神經科主治醫師戴瑞億從R1（指第一年住院醫師）時就開始參與葉篤學的團隊。

然而，「錢」與「人才」仍是最大挑戰，據點的支出幾乎是賠本在經營，剛開始開辦時，計畫經費還沒撥款下來，還是葉篤學自己先墊上。

組醫療團隊，優化照顧的內容與品質

預防是鋪好網，而不是等到病發才補破網。目前團隊有幾個LINE群組，有的是針對據點個案家人，若要連繫上課和提醒也有一個群組，還有群組是對縱向對病人醫療的醫師群組，以及橫向對跨科別內部醫療人員。團隊利用即時通訊軟體，達到即時溝通效益。

前幾年疫情期間還有視訊門診，但長輩無法出門就導致有些退化，葉篤學觀察到，因為跟人互動減少，吃藥只能改善部分，認知功能是可以透過訓練加強的。

另一方面，「醫療現場還是要由醫師整合，不可能全丟給個管師，我就是他們兩個（主任與個管師）間的橋梁！」戴瑞億也強調，重點是失智症病人的照護。成立團隊是為了優化照顧品質，也就是，讓照顧內容系統化。

醫師負責前端診斷，把病人轉接給個管師，個管師接手提供相關資訊給每個病人與家屬。系統化後，參與團隊的其他角色，像社工師、藥師、復健師，或是精神科醫師、護理師，團隊中的每一位參與者都會同步知道訊息，就可以接著進行評估和給予病人相對應需要的協助。

實際參與一個更次專科團隊運作的戴瑞億，也談到自己的收穫與體會，包含組織、內容，或可能需要知道連絡、計劃，還有監督、監測指標等等。等於說，從中累積經驗，包括醫療之外，還學習如何運作一個團隊。

看著病人們的凋零，也讓戴瑞億對人生與疾病有了更深體悟，提早思考萬一未來自己得了失智症，可以怎麼處置，在邁入死亡前的這段時間，還有些事是自己不想要做的，或可行的，即使走到最後，還是能夠有所作為。

在中國神話傳說中，人死之後要過鬼門關路經黃泉路，在黃泉路和冥府之間，有條忘川河為分界，人一渡川就會忘記前塵往事。宛如失智風暴來襲，「忘川」之域提早遇見，或許已經不可逆，但葉篤學跟他的團隊試圖讓記憶再留存久一點而努力著。

破解失智症迷思或偏見

1. 失智是老化的正常表現。年紀大不一定會有失智症，失智症是一種退化性疾病，會隨著疾病進展導致認知功能逐漸減退，並會影響日常生活功能。
2. 只有年紀大的人才會得失智症？六十五歲以上罹患失智症的機率大約是八%，但是年紀較輕者亦有可能罹患失智症，包含有失智症基因遺傳的人，或是額顳葉失智症也可能較早發生。
3. 失智症無藥可醫嗎？目前無法根治失智症，但是目前可透過藥物治療及許多種非藥物治療延緩失智退化速度。

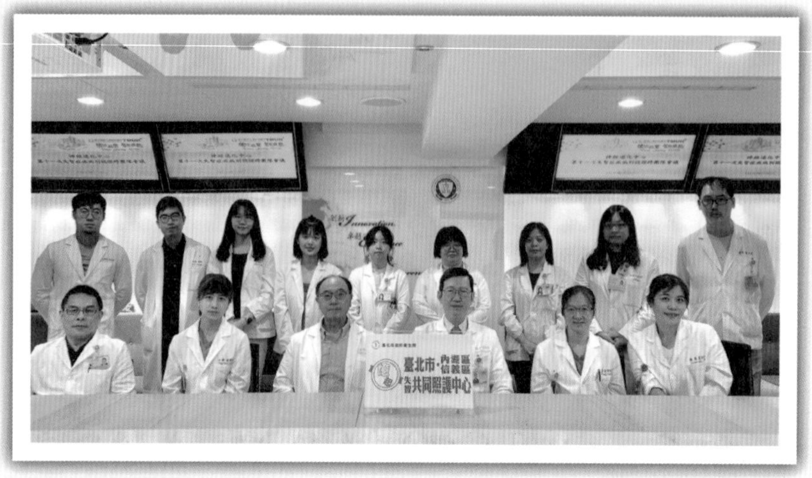

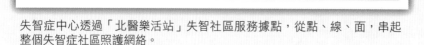

失智症中心透過「北醫樂活站」失智社區服務據點，從點、線、面，串起整個失智症社區照護網絡。

團隊小檔案

主要負責人

葉篤學醫師（神經內科主任）

成員

李信謙醫師、戴瑞億醫師、袁瑞昱醫師、
許昭俊醫師、魏群人醫師、蔡睿蘋醫師、
呂旻益醫師、許浩嘉醫師、李薰華醫師、
馮彩珠醫師、蔡尚穎醫師、陳抱寰醫師、
鐘國軒醫師、黃宇鋭醫師、洪珊醫師、
黃守宏醫師、李紀烊心理師、辜浩源心理師、
孫揚琇職能治療師、許麗芳護理長、
陳映瑾護理長、洪肇怡個管師、楊文霈個管師、
李佳潔社工師、蘇維韶專科護理師、
賀崇傑藥師、徐桂婷營養師、林玿萱秘書

獨特性

與精神科聯手建立院內跨團隊的失智症中心照顧團隊，並結合失智症共照中心及失智症據點的服務，串起整個失智症社區照護網絡，並為失智病人及家屬提供全面性服務。

成績單

・二〇二一年：臺灣醫療品質協會的「二〇二一年第十屆第二次會員大會暨學術研討會」，獲海報發表獎狀。

・二〇二二年：財團法人醫院評鑑暨醫療品質策進會頒發「失智症疾病別認證」。

07. 安寧緩和團隊

善終也要善生，生死兩相安的靈性課

人要「善終」，留下來的人要「善生」，如何讓病人的餘生有生活品質，以及讓留下來的人少點難過，都是功課。

八月溽暑的傍晚時分，暑氣未消。北醫附醫第二醫療大樓三樓安寧緩和病房的兩側，有一方逾二十坪大的「空中樓閣」。沒有障礙物，有著是周圍綠蔭和花木，坐在旁邊椅子上，抬頭一望藍天無際，一下子，讓人心胸開闊起來。一旁由看護陪著曬太陽、坐在輪椅上的老伯伯，他靜默暗目的臉龐帶著一份溫煦感，與周圍尚未消散的暑氣恰成反差。

誰說，走進安寧緩和病房的病人，生命時間就被宣告按下了「暫停鍵」？他們反而是將生命的選擇權拿回自己手上，讓夕陽餘暉不再黯淡，反如所處那方園地抬頭望的天空，藍得發光。

患者放不下，家屬捨不得

這裡也是情感交會的「轉運站」。一關接著一關，承載著別人的情緒，又將情緒化為力量，彼此接棒、互相安慰。在北醫附醫工作超過十年、現為安寧緩和團隊一員的護理長林慧雯回憶，多年前曾經照顧過一位四十多歲、沒有小孩的乳癌個案，先生大她十多歲，夫妻感情很好但對病情認知不足，所以第一時間並沒有選擇積極治療，而採用偏方，以致於病人到醫院時已經癌症末期，傷口使她痛不欲生，且心理層面上不願意接受乳房切除的事實。

後來癌細胞轉移到肺部，致使個案常處於喘氣狀態。首先要控制她的疼痛、傷口照護，包括介入心靈陪伴。當時林慧雯花了很多時間跟她談話，但明顯感受到個案對很多事情還是放不下。

面對生命突如其來的宣告，放不下自然無法善終，對於林慧雯而言亦難免糾心。因為，放手有時比留下還難。後來，是個案的先生實在是看不得太太如此疼痛，尊重太太抉擇而選擇了安寧方式，不願再進行積極治療。

「我記得很清楚，她是很有意識且喘得很厲害離世的……」林慧雯哽咽地回憶道，照顧久了、彼此熟了，情感的連結悄然而生。林慧雯坦言，照護癌末病人的醫護擔子很重。「重」，不止於照顧病人，而是心理的沉重感。有些情況不是說改變就改變，甚至非醫療介入就能解決，而是面對生命慢慢流逝時，要如何陪伴病人和家屬走過那一段路。

她進一步說明，**「走的人要『善終』，留下來的人要『善生』，如何讓病人的餘生有生活品質，以及讓留下來的人少點難過，都是功課。」**當時還不是護理長的她，在幫這位安寧病人療護時，每每看見對方的病痛，自己總是一邊掉淚、一邊換藥。

尤其到了人生最後，有些人選擇「在宅臨終」，這對安寧病人和醫療療護人員而言，是挑戰、也需要勇氣。當時那位乳癌病人希望留一口氣回家，但看著她的肺功能越來越差，慢慢耗損氣氣，整體意識慢慢流失，差不多能預測就要走到生命盡頭最後一步。林慧雯不禁感慨，如果病人離開是舒服的就還好，最捨不得的是：放不下、捨不得的情境。

看著病人生命的消逝，陪伴家屬的心痛，安寧療護團隊建立的「心牆」，是靠著團隊一起建構牢固的。像是面對前述的乳癌個案，當時還年輕的林慧雯生命經歷厚度不夠，面臨病人走到最後一刻時候，反而不知所措、或者逃避，即使多年過去仍難釋懷，而如今她在醫療現場，也見到有同事因無法接受那一刻，所以選擇離開。在林慧雯的描述裡，猶如文學字眼中所言之：生命的重量有時輕如鴻毛，有時重得會壓得人喘不過氣。

如今有了團隊可以互相補位，一起面對。畢竟照顧久了也有情感，真的有人沒有辦法那麼堅強面對時，其他同仁就會補位接手。一句「你休息一下，我先來幫你！」互相換手接力，情感沒有依賴性卻能發揮極強的支撐力，林慧雯剖析團隊相互補位的力量。

預做準備、了解死亡真相

其實，隨著時代演進與醫療技術不斷進步，安寧療護有很大轉變。不管在疼痛控制或者藥物輔助方面，拉長了病人的存活期，且對病情認知益發增多，一旦發現得早，也能及早處置。二十年前，林慧雯在外科還是小護士時，當時並沒有一個跨科團隊的編制，是後來才加入了安寧療護科，包括安寧共照師的介入等等。

安寧共照師的角色，除了帶給臨床護理師安寧療護知識，例如怎麼預備、準備病人往生或是面對臨終等等事務外；當病人還待在其他科別，尚未進到安寧療護科時，只要病人願意，共照師就會參與介入護理照護。

因為需要與各科別合作，面臨許多科別的護理師和醫師，以溝通並協調以病人為中心的種種照護，所以安寧共照師本身需要專業硬知識外，還需要溝通力。林慧雯形容，各科語言不同、接受與傾聽建議的程度也因人而異，因此挑戰很大。但共照師能早一點介入，對安寧病人最後一哩路的生命品質會更好。

「我們會算安寧涵蓋率、會診安寧比率，也要把安寧照護概念推出去，」她分析，目前團隊中有兩名安寧共照師，一個月照護新案例約增五十多個，相較前兩年數字，數量逐年上升。疫情期間，病人不敢進醫院大多待在家裡，當時共照師還到病人家中協助服務。過程中，有一名共照師意外確診，另一名就補位；平均一週至少探望照護病人一到兩次，可以說是病人跟醫院間的橋梁。

在宅安寧，也有居家團隊訪視

善終，**即希冀達到「生死兩相安」的境界**。根據世界衛生組織（ＷＨＯ）對「安寧緩和醫療」的定義：當病人之疾病對治癒性的醫療不再有反應時，對此類病人的積極性全人照顧，目標是使病人及其家屬獲得最好的生活品質。因此很多緩和醫療的措施，在疾病早期即可適用，甚至可以與抗癌治療並行。

安寧緩和療護科主任黃姚儒的解釋，給了團隊一個全輪廓的樣貌，「安寧臨終照護團隊就像一個功能小組一樣。迥異在各科別病房若遇到臨終病人，可能就是幾位有經驗醫師來總指導，可是在北醫附醫的組織架構中就有安寧緩和療護科，這個團隊有醫師、護理師、共照師等等。共照師今天可能在外科、明年或許在婦產科，哪裡需要安寧照顧，共照師就到那邊。也就是說，就算病人住在別人家（其他專科），我們（安寧緩和療護科）一樣提供照顧。」

當觀念改變時，答案也隨之不同。假設生命只剩下一個月，你會想做什麼？安寧居家是現代很多人的選擇。黃姚儒強調，請病人出院並非「丟包」，換個角度，如果在家會讓病人感到舒服，家人會很放心，那就是一個好的選擇。

當然，大家難免會有疑慮，住醫院有事情就打電話給護理站找醫師，那在家裡要找誰幫忙呢？他補充說明，此時會有居家團隊協助。舉例來說，病人回家後，有時候可能不舒服，或者有些住在老公寓三、四樓的老人家不方便出門，都會安排居家團隊定期到家訪視。

另外，該團隊還提供二十四小時專線電話或透過 LINE，病人隨時可以聯絡到照顧他的原護理師。如果電話沒接通，也可以直接打進護理站詢問，護理站有病人檔案，即使值班醫師、護理師不熟悉這位病人，可是一看居家護理師照顧的狀況和紀錄，就能協助判斷醫療處置方式。

黃姚儒不諱言：「其實最重要的是，讓病人有放心的感覺。在不同科別的住院、居家中，都有團隊成員在裡面，包含醫師、護理師、社工師、心理師、靈性關懷師等等。」這個團隊提供的照護就是安寧混合醫療，從醫療到照顧，整體處在於一種動態循環裡。

安頓病人身心靈，面對人生最後的申論題

安寧是協助末期病人善終，但開展於兩個重點。

第一、認知什麼是「善終」？病人進入末期狀況後，對於其身心靈一定會造成痛苦，而善終，就是降低病人的痛苦、減輕並舒緩，讓他的生活品質可以提升，同時能擁有死亡尊嚴。

再者，我們再回頭思考一下，什麼是末期病人？黃姚儒反問，「對一般科醫學院學生，我都會講記口訣就好：近期內沒藥醫，及不管做什麼醫療就將邁向死亡，從這樣的角度來想，就是末期病人。」

可是，不管做什麼病人一定會死，還需要急救嗎？醫療團隊該做什麼才真正能幫助病人呢？在他認為，放棄急救不對，那只是解脫，並非善終。

生命最後一刻的抉擇，終究是要回到病人自己手上。黃姚儒認為，醫師沒有辦法幫（安

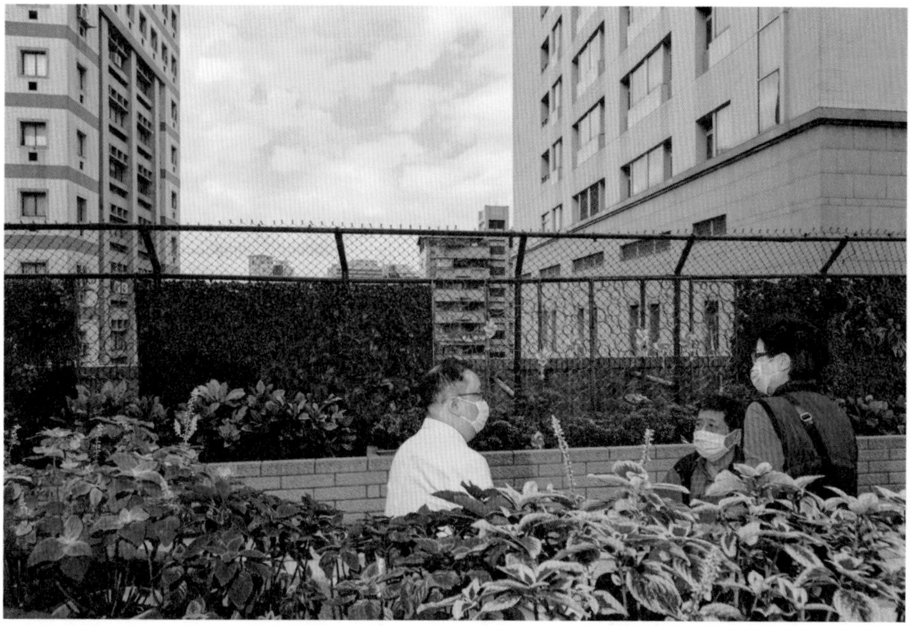

安寧病房外的一方露台花木扶疏，是病人與家屬在院內時，難得可以輕鬆仰望天空的空間。

寧）病人或家屬去定義當下的時間價值，這種價值是病人自己說的算。就像有人覺得最後兩個月對他來說很重要，所以想用藥撐下去；有些人可能覺得太痛苦，選擇「買單」自己的生命。

因此，面對安寧到善終議題時，醫師所具備的技能也要更多。如果只是一個在病人臨終時只會打抗生素的醫師，可能只會問病人要不要打抗生素；可是如果多了幫助病人思考善終層面，醫師可以幫病人照顧、處理更長遠的事。最直白的兩個層面：理性部分就是善終醫療；最困難的是，面臨生死涉及到的身心靈部分。

「那不是一道是非題，而是申論題。」這是黃姚儒的形容詞，簡單來說，就是「善終好死」，四個字，但內含著許多世俗禮節、人情牽絆，都是醫療團隊力所能及之處。多了臨終照護技巧，醫師可以了解到病人進入末期時，在身心靈方面會有哪些不舒服處，而醫師背後有醫（其他專科）、護、社、靈性的支援為後盾。

黃姚儒常打一個比喻，當發生疼痛或心情鬱悶，打一針就比較不痛了？答案是否定的。重點是，整個照護團隊不是要將病人身上的「十分」疼痛變成「零分」，而是透過整個團隊協力，讓十分疼降至五分、甚至三分，那才是進步。

就如同他懂得整體架構，看診時初步挖掘病人背後問題，進而預測其家庭背景或組成，再觀察病人狀況及與他人互動情形，然後思考是否需要靈性團隊介入幫忙該病人。他不諱言，透過互動間所產生的交流，對於臨床醫療是有幫助的。

靈性團隊的關懷，補足醫療以外的缺口

身為團隊領導者要會投球，也要懂得接球。年紀不到四十歲、骨子裡卻像是住著老靈魂的黃姚儒，說話快、邏輯清晰卻感性熱血，他直言：「**一個團隊的合作就像打棒球，我是投手、可是要有人在守二壘、有人守三壘，有人守不同區位，我們都是圍繞那顆球在進行中。**」

深諳自己無法做到像靈性關懷師全天候的關懷專業，也因為自己有專業初步認知，黃姚儒聽得懂對方語言，因此當靈性關懷師回饋或發現病人新事物時，他也能馬上「接球」，主動詢問病人。

黃姚儒舉了一個自己印象非常深刻的故事。病人是一位從外科轉診過來，年約六、七十歲的阿姨，已經胃癌末期，因為反覆感染，所以肚皮被切開三次，傷口看起來像是三條鞋帶綁起來的模樣，也導致難以癒合，所以放了四根引流管，要將淤水和化膿引出才不會再度感染。反覆歷程實在太過辛苦，所以轉來安寧緩和療護科。

當時黃姚儒發現，這位阿姨都是由女兒在旁照顧或回診陪伴，表面看來一切都很完美，直到一次阿姨心臟病發作送急診，家人決定不搶救，於是從急診轉到安寧病房。他能理解，對病人而言，有些狀況下多活一天就是多一份折磨。於是，進到安寧病房後就不針對心臟病特別處理，僅給予疼痛舒適照護，也是心理靈性團隊開始介入。

因為眼前所及之處，女兒對媽媽的照顧幾乎無微不至，直到團隊介入後才發現，其實女兒對媽媽有很深的怨懟。在這個家中，女兒還有一個同父異母的哥哥，她從小到大都覺得媽媽對哥哥特別好，但自己是親生女兒怎麼相對較差。

於是團隊鼓勵她們母女把話說出來。媽媽告訴她，最愛的當然是女兒，可是所有親朋好友都在看她這位繼母，會如何對待丈夫前妻所生的兒子。而女兒如今也是當上母親後，才慢慢開始理解。至於同父異母的這位哥哥，至此壓根不知道從小照顧他的「阿姨」生病了，之後女兒便邀請這位哥哥來探望媽媽。母女才終於打開數十年的心結。

這對親生母女每日見面互相照料生活，但從小照顧到大的「兒子」卻不知繼母即將撒手人寰，背後深藏著多大的怨念，才造就這樣令人匪夷所思的情節！隱藏於下的故事，正也是因為靈性關懷師的訪視回饋，黃姚儒才恍然大悟，不然還一直被外在和樂的掩護所感動著。

這讓他不禁去想：如果那個糾結沒有及時在母親離開時打開，等到有天女兒醒悟後，會不會內疚一輩子呢？「工作內容分工越細，團隊合作卻越緊密。第一、我不可能每天花半個小時、一個小時陪病人聊天，即便我想也做不到；第二、我也沒有這方面專業，我的專業在於處理病情，其他面向有人負責補、有人幫忙守，有人可以做得比我更好。」這是他從醫療現場與團隊協力中得到的體悟。

人生最後一哩路，可以用怨懟走完全程，也能是踏著希望微笑而去，端視走的時候是否身心靈整全，而在團隊中扮演心靈陪伴、讓病人走得有品質、有尊嚴，無非就是起點到終點一路相隨的靈性關懷師。

目前在北醫附醫安寧緩和團隊中，有兩位專任、五位兼任者，服務範圍更為全面。一旦發現病人家屬有需求，就會主動通報提早介入。此外，院內的靈性關懷師還提供七十二小時服務，意即病人住院後的七十二小時，負責心理或者是靈性層面的同仁就一定要去探訪病人的達成率。多年來，達成率都超過八〇％，一度還逼近九成。

從安寧到緩和醫療，從醫療極限到心靈需求

一個人走得快，一群人走得遠；同樣適用於同在安寧緩和照顧之途的團隊。

安寧緩和照顧的觀念，雖然目前看起來大家都能坦然接受，但推廣至今不過短短十年時間。黃姚儒就以簽署DNR（即Do-Not-Resuscitate，不施行心肺復甦術）比例越來越高

不施行心肺復甦術

當病人罹患嚴重傷病，經醫師診斷認為不可治癒，而且病程進展至死亡已屬不可避免時，病人或家屬同意在臨終或無生命徵象時，不施行心肺復甦術，包括氣管內插管、體外心臟按壓、急救藥物注射、心臟電擊、心臟人工調頻、人工呼吸或其他救治行為。

為例，證明觀念被接受的程度。

正因為民眾接受度越來越高，當安寧緩和團隊跟家屬溝通時，在急救抉擇的掙扎上會減輕些，願意先簽同意書，而不是被高張的情緒淹沒了判斷，或者陷入悲傷流沙之中、比病人更加一蹶不振。

而同樣地，醫師也要再訓練，有時候其實不是病人不放棄，而是醫師不願意放棄。「到那個時間斷點可能（醫療）沒辦法再努力了，就往善終方向或往後續治療準備，而非一味地拚。」黃姚儒點出雙向點頭的益處，也是安寧善終的真正目的。

誠如已有醫院不再稱「安寧科」，而改為「緩和醫療科」，因為有感於「安寧」是指病人處於最後臨終階段，而「緩和」的意思是在善終前更前一步的治癒性醫療，這在國外都區分得很清楚。當治癒性醫療越來越降低的時候，就越走向緩和醫療，當治癒性治療結束了，或者生命進入末期，才是到了安寧階段。兩者差異在於，越往後期走、症狀越嚴重，病人對於心理、靈性課題的需求相對更大。就好像，病人隱約知道自己即將離世，可能在一個月前開始心理鬱悶，當知道用藥有抗藥性還要換藥時，病人的心理壓力就開始了。然而，這些都早有預兆；簡言之，緩和醫療就是提早預警的概念。

「相較於過去，我覺得越來越多年輕醫師投入，開始用心去看每一個病人，看每一個過程，就會逐漸了解、強化，藉由教學過程產生某種程度的反思，所以，可以開始精化、純練和整理。到現在，我能一句話總結安寧的意義及協助末期病人善終，從這兩個主題開展，再開始到整合團隊的構建和分工配合。」之前有同仁看不出來黃姚儒對安寧的理解和頓悟這麼深，實際上他做安寧不過三、五年時間。

面對醫療資源有限的現實，該怎麼辦？

在溝通過程中了解，在了解脈絡裡找出口。黃姚儒直言，在醫療環境中，遇到的人形形色色。有些是病人所處科別的醫師，在醫療上已經沒辦法再做什麼，於是轉到安寧病房，但病人或家屬能接受嗎？或許不見得大家都能聽懂或理解，更不會歸咎是誰的對錯。

此時，聆聽是一件重要的事情。更值得思考的是，大家可以重新釐清對安寧的認知是什麼？安寧團隊的使命感是什麼？現實狀況、醫療資源分配狀況等等課題。

不久前，在北醫附醫行政會議上，曾就某個安寧病人的案例提出討論，也讓團隊上上下下重新思考，對於「安寧」的理想與現實差距。

當時有位接受安寧照顧的病人，並不適用安寧病房健保給付，而是從居家照護團隊請款。為何會發生這樣的狀況？肇因於病人接受安寧照顧後，還持續使用標靶藥，因此衍生出兩個問題：第一、病人仍使用標靶藥治療，便還不算是末期病人，不適合做安寧；第二、當時團隊一時心軟同意病人，最後費用卻被刪掉，這叫現實。

釐清討論後，現實就是醫療資源有限，有熱血，也要有一份清醒。今天給了A醫療資源，就沒有辦法給B；所以對A心軟，其實是對B心狠，也許A只是想要繼續住院，不是真的想要安寧；但是B真的需要安寧照顧，那該怎麼辦呢？

黃姚儒一再強調，就是要靠溝通。包括對內溝通，都要把這些事情說清楚。理想不能只靠滿腔熱血、自認崇高；現實是兼顧醫院管理、科部盈虧預算，一筆一筆算得清清楚楚。

這次COVID-19也給了黃姚儒很重要的一堂醫學教育課。他表示，在安寧或醫療服務場景，只有三十張床位，卻有一百個人要住院，那該給誰呢？另外，只能給其中的三十個人床位，並不表示其他的七十個人就被「丟包」。若是有人沒辦法住院，就有相對應沒辦法住院的處理方法。他再三強調，醫療資源分配最適化的現實面。

至於黃姚儒的因應對策，是做出成績，就是最好的外援力。他反求諸己，團隊先做出成績，提供幫忙，先被看到，那麼當其他團隊發現這些對於他的臨床醫療有幫助，就會給予肯定。

他進一步解釋，「跨科別溝通也是如此。健保要求我們做什麼？國家認證要求我們做什麼？我們要怎麼配合？怎麼樣一起做？另一方面，柔軟部分的說詞是：並非強硬地要跟別科綁在一起，而是讓他們感覺到我們的實質幫助，做出能感動他們的事情。能找得到夥伴的時候，就一起努力；找不到也要有能力自己扛起來，至於能扛起來也是你的能力了。」

譬如在推動安寧活動時，黃姚儒就會跟護理長林慧雯及每個成員溝通，找到目標然後討論這一季或這年度的行動，像是去（二〇二二）年辦十五週年學術活動等等；在教學上也會安排醫學生到安寧病房訓練、再延伸到各科醫師安寧訓練部分。換句話說，就是正面直球出擊。

在寸土寸金、水泥高樓大廈叢林中，擁有一隅抬頭望便一覽無垠的藍天，是一種奢侈，卻也是一種簡單。人生亦如此，每次抉擇交叉口是岔路，就在這麼拐拐彎彎中，人的生命來到餘韻盡頭，然而如同那一抹天空藍，可以是炙熱而清澈的，亦如草坪旁邊、坐在輪椅上、瞇著眼曬太陽的老人家，臉龐摺皺中隱隱帶著的笑容，寧靜卻安詳。

團隊小檔案

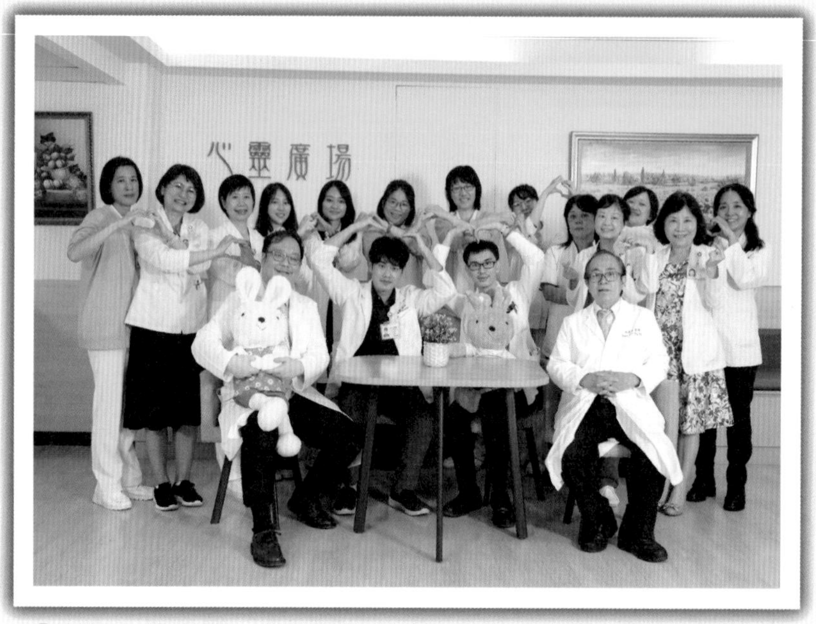

「善終」，簡單兩字，要讓病人要走得有品質、有尊嚴，卻是安寧緩和團隊背後的許多努力。

主要負責人

黃姚儒醫師（安寧緩和療護科／安寧病房主任）

成員

林慧雯護理長、李爭伶安寧居家護理師、廖念秋安寧居家護理師、謝惠凡安寧居家護理師、黃淑霞安寧共照護理師、林美花安寧共照護理師、林姿瑩社工師、范文蔚心理師、靈性關懷師

其他依病情需求納入病房營養師、臨床藥師、復健治療師等

獨特性

承接國民健康署全國安寧靈性推廣計畫（二〇一七～二〇一九年），推動建立亞洲第一部安寧靈性關懷臨床指引。

台北市區超越同級的獨立安寧病房（十床）和戶外空中花園。

完整安寧病房、共照、居家團隊，落實五全照護（全人、全家、全程、全隊、全社區），推動在宅善終。

成績單

‧二〇二二年一至九月：全院安寧涵蓋率四九．七%，癌症安寧涵蓋率七九．七%，安寧居家病人在宅善終比率六九%。

‧二〇二二年：預立醫療決定達成七百六十五人。

08. 偏鄉社區醫療團隊

用信任深耕在地，看見醫療以外的需求

要做好社區服務，要先了解社區需要什麼，然後不求回報的爲社區需要付出，讓團隊汗水爲社會滋養溫暖愛與健康的樹苗。

教室是老師授課的場域、醫院診間或病房是醫師看診的地方，如此既有的印象如今還存在嗎？

科技進展與價值觀的變化，正顛覆著固定的框架。不管是學習或醫療服務，正以快節奏深入社會各個角落，發揮其影響力，揮舞著變動的樣貌。一向致力於拉近城鄉差距，接點社區最後一哩路的北醫附醫，早就以跑百米的姿態邁出醫院，展臂社會。

提起偏鄉醫療，很多人認為，就是指台灣離島或者東部地區，其實不然。根據內政部的定義明白寫著：「偏遠地區」指的是，人口密度低於全國平均人口密度五分之一之鄉鎮市；或距離直轄市、縣市政府所在地七．五公里以上之離島，目前約計六十五個鄉鎮。其中，包括北醫附醫第一個偏鄉行位處的新北市石碇區。

由於石碇區西側是新北市的新店區、深坑區及台北市的南港區、文山區，東鄰觀光地的坪林區和北鄰平溪區、汐止區及南鄰烏來區，往往被誤認為是「繁華之地」，但卻是一個不折不扣，境內多山、人口外移嚴重，隔代教養超過五成的「偏鄉」。這裡也是北醫附醫偏鄉醫療服務的起點。

呼應大學社會責任，也實踐聯合國 SDGs 永續指標

「北醫附醫預防醫學暨社區醫學部（以下簡稱社醫部）從二〇一七年時，決定呼應大學社會責任（University Social Responsibility，簡稱ＵＳＲ）精神，前進偏鄉醫療服務，先以石碇為第一個據點；二〇一八年，我接下社醫部主任後，發現量能是足夠的，但服務人次卻沒有起色，所以開始思索擴大服務範圍的種種作法。」北醫附醫副院長、也是社醫部主任張詩鑫扼要說明成立初衷。

但是，如何踏出第一步至關重要。因此，他們化主動為被動，從定點開展居家巡迴醫療服務。張詩鑫回想，一開始的定點服務，並沒有辦法吸引很多當地居民前來就醫。反而是挨家挨戶逐一訪視、說明宣導，以及進行像是超音波、抽血檢查和藥物整合服務，才在石碇站穩腳步。

醫療站駐點後，透過巡迴醫療路線，從點沿線再鋪廣至面，一步步取得偏鄉居民信任。「從二〇一七年的一個點，到二〇二二年已經有十四個點，擴展快速就是因為我們做了改變。」張詩鑫指出問題，偏鄉、山地或離島醫療已經很多人在做，但為什麼沒辦法存續？因為**偏鄉不是只有醫療問題要解決而已，還有教育、貧窮和就業不平等諸多課題**。

張詩鑫先從宏觀角度說起，闡述偏鄉醫療的完整，也恰好符應聯合國提出 SDGs 永續指標中的第一、三、四和第十項（編按：依序為消除貧窮、健康與福祉、優質教育與減少不平等）。其中，醫療單位最直接相關的就是第三項：促進健康福祉，但他們先想的是 SDGs 第一項，消除貧窮。

所以在偏鄉醫療站推動起來後，家醫科醫師陳宥達結合石碇衛生所與當地學校，推廣親子對話共讀。根據臺師大與美國耶魯大學「大腦發展與學習聯合實驗室」合作最新研究顯示，六個月大的嬰兒大腦預測力決定其後續成長的口語詞彙能力，而親子共讀能強化其大腦預測力。

爾後再進一步，該團隊從醫療、教育，還延伸到改善當地經濟。陳宥達從共讀到開展地方創生工程，團隊們與在地小農和商家合作，推出具有石碇特色的「五感禮盒」，營收部分用於親子共讀計畫。落實取之於民，用之於民；還激活了當地生活的氣息與動力。

透過遠距醫療，改善醫療的平等性

「解決偏鄉就醫不平等，閱讀教育和扶植當地小農解決貧窮問題等等，SDGs中四個指標，我們都在做。共事參與者包括陳宥達醫師、社醫部副主任呂忠穎、組長蔡昇峰等人的集體智慧。」張詩鑫拋出問題也以實踐回應出答案。

偏鄉最嚴重的課題之一，還有隔代教養，但透過閱讀，可以提升小孩子的語言表達能力和健康識能部分，一來一往間，小朋友還能成為「家中小醫師」，幫助阿公、阿嬤留意健康問題。

另一方面，遠距醫療服務拉平了資源不均的蹺翹板，讓偏鄉醫療不僅只是定點服務三小時，而是二十四小時；而且醫療服務更具多元性。譬如派一位家醫科醫師到當地照護到的是老人家慢性病，但該名老人有沒有肝腫瘤，腎臟、甲狀腺有沒有問題？要是能在當地透過超音波掃描，透過網路上傳影像，然後在院內透過醫師即時會診，便能即時提供專業醫療建議、改善健康問題。

做的比醫療服務更多，想的比醫師角色更遠；而這些安排，無非希望就醫可近性跟醫療平等性能夠獲得改善。

跨科別醫師主動報名、共襄盛舉

成為發光體，自然能聚攏志同道合者。目前偏鄉醫療團隊，除了家醫科外、還包括小兒科、皮膚科、復健科等眾多科別。「只要有時間，不同的專科別醫師都會加入，每個人都是自動自發，這是我覺得最值得驕傲的地方！偏鄉服務風氣在北醫附醫非常鼎盛！」張詩鑫難掩興奮，而偏遠醫療的腳步更已延伸到離島的澎湖。

在北醫附醫超過十年韶華、現任社醫部組長蔡昇峰表示，每次到偏鄉醫療服務，都由一位行政同仁帶著醫師或護理師共同前往，但目前超過十個據點，一週僅有五個上班日、上下午都外出也不行。如果據點病人比較少，採取模式是兩週一次服務。

除了頻繁、固定的「出勤」，最令人感動的是，很多醫師不僅自己有門診外，且長期關懷偏鄉，對於當地居民和家庭瞭如指掌，這已經是一種全人醫療照護的實踐了。

當然，挑戰在所難免。由於遠距會診是很重要的模式之一，但偏鄉常發生網路不穩的

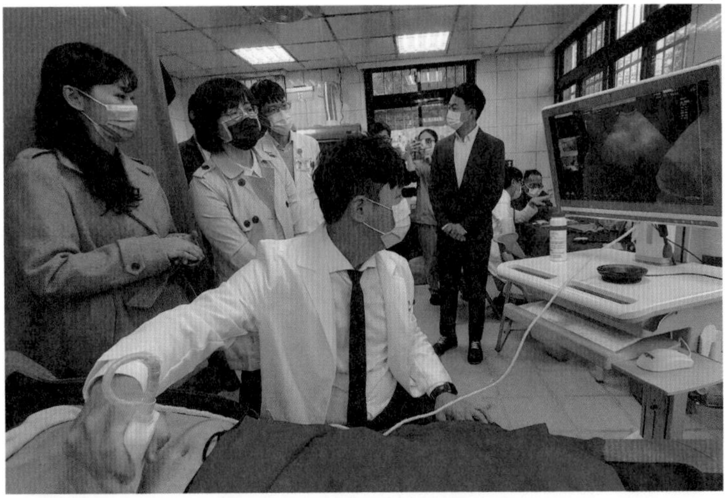

北醫附醫於石碇導入智能遠距設備，期望透過智能科技縮短城鄉就醫距離，提供石碇居民從全人、家庭到社區的健康關懷。

情況，或是因為流程串接不像視訊一樣，開個 LINE 或通話就能作業，此外，還有醫療後台資訊端及資安問題需等要考量。因此行政團隊、遠距醫療中心、醫療科醫師們，花上一、兩個月不斷測試，將服務流程串起來，以提供偏鄉醫療即時性的就診需求。

舉例來說，一位病人在當地經過醫師看診、掃完超音波後覺得需要更進一步檢查，那就會利用遠距方式會診次專科。人在台北的北醫附醫次專科醫師就到遠距醫療中心，透過遠距通訊軟體觀看影像，由現場醫師透過超音波掃描影像上傳。雙方在相同時間、不同空間下，討論和建議後續醫療處置與追蹤。「速度上增快許多！」蔡昇峰表示。

諸多作為的最終目的，就是**將偏遠地區形塑成一個健康自主管理的醫療生態圈**。

這其中當然也包括「準醫師們」、北醫大學生們的投入。在大學部課程設計上，就有到偏鄉地區醫療服務的內容。校方重點在於，希望能夠培養出學生畢業後全人照護的服務社會態度。

只是張詩鑫也語重心長地表示，「一位公費醫師到澎湖，服務六年也好、十年也罷，若期滿離開了，醫療服務可能就無法延續，再換一個新科別醫師去。那麼請問醫療永續性在哪裡？所以更需要培養當地優秀醫學人才回去服務鄉民才對。」思考途徑宛如鮭魚返鄉，人親、土親，服務落地才有永續發展的可能性。

遇到詐騙，鄉親報醫師不報警

一個人無法解決當地醫療的需求，因而從灑下種子開始，讓一個團隊齊走，才走得遠。迥異於有些醫院提供的偏鄉服務，每週是由不同科醫師輪流前往，短時間相處難以取得地區民眾信任感，跟民眾認識程度也不深。但在北醫附醫，都是同一批團隊一起去，更落實深耕在地的理念，也獲得當地民眾信任，甚至超越了醫療層面。

蔡昇峰舉例，「曾有人遇到詐騙集團不是先打電話給派出所，而是找我們。」聽起來匪夷所思，卻是不爭的事實。原來是團隊到偏鄉服務的一位伯伯，九十多歲的他和約七十多歲的弟弟相依為命，常常就是該團隊到兄弟家中載去據點看診；一個目的是讓長輩出來走一走、透透氣，另一方面，醫師幫長輩們掃掃超音波、抽血檢查之餘，也相聚喝喝茶、聊聊天。

有一次，蔡昇峰將伯伯們送回家後，沒一會兒功夫，伯伯打電話給蔡昇峰團隊，電話那頭說：有個走失兒子半路認親，但想不到要問誰，就打電話給團隊過去協助處理。蔡昇峰當場的反應是：應該先跟派出所聯繫吧！可是在這對長輩兄弟倆的心中，這個偏鄉醫療團已經宛如親人了。

「那就是一份信任感！我們在偏鄉據點，沒有硬性設定一定要是看診服務，而是大家短暫相會的地方。常常早上八點半到九點才開始看診，就已經一堆人聚集在此聊天等待。」呂忠穎口中的日常，儼然成為長輩們心中的大事。

相對的，呂忠穎團隊們也把整個石碇、平溪居民當自家人。像新冠疫情爆發之初，缺乏快篩試劑，團隊們就自動自發購買一些快篩劑加上醫院分配量，送往偏鄉醫療區域。

他們的動機很單純，只因為第一時間想到的就是偏鄉資源少，加上因為群聚習慣使然，「中獎」（確診）居民特別多。所以便主動提供快篩劑服務，費用都是由醫院吸收。其實，明明符合健保署規範就好，該團隊卻偏偏做吃力不討好的事，只是為了一份好不容易打磨和深耕而出的信任感。最重要是，團隊已經將服務的在地鄉親，當是自家人看待。

共好、共享，凸顯在地公衛角色

北醫附醫的偏鄉社區醫療團隊在進行醫療服務時，也摸索出一套方法。他們通常會先拜訪里長及當地衛生所。因為衛生所才是當地醫療精神領袖，一起相互合作、建立夥伴關係，是提供社區民眾預防保健最好的醫療資源。

別看這小小的關係處理，往往就是漣漪效應擴大的起點。北醫附醫偏鄉團隊在這方面都會事先溝通好，譬如平溪地區衛生所因為需要早療醫療服務，希望小兒科進駐，偏鄉社區醫療團隊就會直接提供服務需求。如此一來，也讓醫療資源分布平均且不浪費。

「**我們是提供當地醫療資源不足之處、滿足需求，如我們的醫師有用到超音波醫療服務，會把結果回饋給當地衛生所進行後續追蹤，讓行動形成一個正向循環。共好、共享！**」張詩鑫說明。

此外，他認為，部分醫療機構依然是以醫療資源集中化概念去思考問題，但台灣的醫療專科化高度發展，集中化沒辦法提供醫療普級性，因此偏鄉醫療服務可能是一件只有里長清楚，有一群人正在當地進行醫療服務，但當地居民卻沒人知曉的情況，這是沒有效率的！況且，後疫情時代來臨，整體醫療動線會延伸到社區醫療，深耕居家醫療和遠距醫療，才能提供醫療普級性。這是一個需求，也是一個潮流。

這就等於告訴我們一件事：醫療去中心化勢在必行，而公共衛生可以放大能量有所作為，但於此同時，公共衛生反而更要深度了解當地需求。

關懷偏鄉，也照顧所屬社區醫療

北醫附醫除了將醫療能量擴散至院外的偏鄉地區，同時對所在的「社區」鄰居更是照顧有加，該團隊所到之處，落實了社區醫療與預防保健的價值道路。

目前北醫附醫社醫部行政編制有六位，兼顧偏鄉醫療與社區健康促進。其實有點像大學城的概念，只是換以醫院為圓心畫出醫療圈。相較於其他醫學大學附屬醫院，北醫附醫所在的位置處於台北市精華地帶的信義區，同樣的不分差異將「社區醫療服務」提供至每個角落。

「有些社區篩檢服務，也需要屬性相關的其他科別幫忙。如婦產科醫師想去偏鄉服務，可是偏鄉服務較少女性疾病醫療需求，我們就會建議對方去社區服務，一樣能提供貢獻。」張詩鑫用了一個比喻說明，或許現在不能當先發投手，先安排去投第八局、第九局，都是在場上為團隊付出心力。很感謝醫師來為社區民眾服務，行政組的同仁就是要將醫師們的熱血有效率的注入到社區裡。

經過蔡昇峰的解釋，更完整闡述了北醫附醫社區醫學部的服務特色，原來在醫院除了白袍外，還有一群人默默地在每條醫療服務鏈上扮演著串接的節點角色。社醫部從一開始是社區健康營造，後來加入社區照護，再有預防保健，接著社區篩檢也進來，加上與家醫科合作的偏鄉醫療，整個拼圖相當完整。也就是說，在北醫附醫只要跟社區相關的健康促進服務，就是由社醫部承接。

這事看起來微小，卻工程浩大。以北醫附醫所在的信義區，所有里長或是相關民意代表，團隊也都不忘去打聲招呼或建立鏈結，比方有救護站需求或是量血壓、血糖，對方也會先找北醫附醫支援服務。

「因為要推動分級醫療雙向轉診，平時就要自主照護社區居民，萬一居民真的生病了，首選就是我們，這也是『就醫親近性』的顯現。」透過默默與里長連繫變成一個好夥伴，驅動整體社區健康營造。

對在地社區瞭若指掌，說這個團隊是信義區「人體 Google Map」，一點也不為過。採訪時隨便講出信義區的哪條街，呂忠穎、蔡昇峰兩人，立即可以說出信義區四十一個里相對應的所在里和里長名字，由此可見他們深入社區的努力了。

社區服務必須要了解社區的語言，所以跟每一個里長或民意代表溝通，都是不同狀況。**因為要跟不同單位打交道，又要站在醫院角度提供社區民眾所需要的醫療服務，環環相扣，才能織出綿密的醫療網。**

起初第一線互動過程難免會面對無理要求，呂忠穎認為，社區民眾對於健康檢查都有不同的要求與期待，因此站在社區民眾的心情去解釋說明，「我們希望辦理社區健康服務時，都能讓社區民眾確實了解個人健康促進的重要，而提升個人，甚至於帶回家中一起帶動全家健康。」

「社區無遠弗屆，所以離開這家醫院，很多事情都是社醫部負責的！六位成員平均年齡三十五歲以下。對我來說，我們每年都要自許、討論今年怎麼做可以邁向永續經營。」張詩鑫已經跳脫到另一個層次在思索偏鄉、社區醫療服務。

開放偏鄉專屬二十四小時專線

「醫療無國界，偏鄉零距離」，這是張詩鑫白袍生涯中對生命的體悟，更是他嚮往之事。他認為，醫療應該是平等的、可近性高的，沒有白天或晚上區別的照護，所以團隊也提供一支二十四小時專線給偏鄉居民利用，如果在家有急症問題，可以打這支電話求助，馬上就會連到北醫附醫遠距醫療中心，進行初步是否送醫或只是簡單處理的判斷。簡單的說，就是落實二十四小時沒有距離的醫療照顧。

張詩鑫的體悟在偏鄉醫療的行腳路上，一點一滴實踐著。但為何要如此大費周章？他解釋，偏鄉的各醫療機構醫療人員，不論是在衛生所、診所服務，總有需要休息的時候，所以北醫附醫提供二十四小時緊急醫療熱線。「這是為偏鄉居民把關醫療服務加值，如此偏鄉醫療才能永續經營。」他想得極其深遠。

呂忠穎則進一步闡釋，「二〇一四年，我就在社醫部服務。在社醫部服務的同仁都是充滿熱血熱忱走入社區服務，整個工作團隊環境和氣氛很好！有時候張副院長會跟著我們一起到當地，還會教我們用一些口語化方式，教育當地居民做遠距偏鄉醫療的緣由。他也帶領我們看到不同角度，譬如中央健保政策新方向，且加上團隊溝通良好，所以我們常會學習到更多知識。」

或許過往八十分就是頂標成績，但這個團隊有能耐超標百分，實際上也確實做出成績，而以身作則的張詩鑫總是跑第一，帶著團隊走。不管是偏鄉醫療或前進社區，醫療與行政團隊既分工又整合。因為許多社區、居民的資料都已經內建，這兩三年下來，施打疫苗錯誤率是「零」！張詩鑫指著呂忠穎喚他為「社區疫苗一哥」，稱蔡昇峰是「社區篩檢一哥」。

「雖然我們穿院內制服西裝（上班），走入純樸社區做社區服務好像格格不入，但是這也展現本院專業及紀律！」兩人相視而笑、自嘲地說。

團隊像家人，社區服務是交朋友

有著傻子般的衝勁，爆發出天才一百二十分的效率。呂忠穎點出該團隊的團結力，尤其同仁之間像一家人，如果今天約七點半集合，大家都是提前抵達，還會自動自發問彼此，「現在要做什麼，我幫得上忙嗎？」或假設今天臨時發生狀況，大家都會互相支援。

有意思的是，北醫附醫整體都很重視社區醫療服務，醫師們也希望能為社區服務盡心力，所以部分醫師也主動向社醫部團隊提出一起走出醫院，像是講座、癌症篩檢需求等服務內容，形成一種互相幫助的良善循環。

自嘲體型像是卡通人物「杯麵」（迪士尼動畫電影《大英雄天團》的主角），那位和藹可親、圓滾滾最呆萌的充氣照護機器人，蔡昇峰表示，自己很喜歡交朋友，所以在社區做事就跟交朋友一樣，從過程中學習到人際關係互動，從每個人身上得到不一樣知識，以人為師。遇到事情，就是先做再說，然後慢慢修正。

「我實實在在的告訴你們，『一粒麥子如果不落在地裡死去，它仍然是一粒；如果死了，就結出很多子粒來』。」這是《聖經》中的耶穌名句。如同偏鄉社區醫療團隊邁出成功的第一步，只有不斷再突破，才能離張詩鑫口中醫療永續經營的目標，再近一步！

團隊小檔案

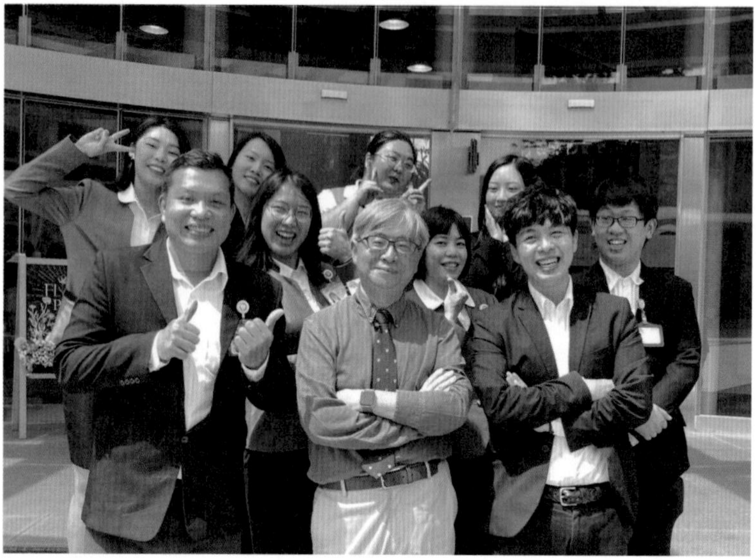

偏鄉社區醫療團隊除了深耕在地社區，也走進偏鄉，實踐聯合國 SDGs 多項指標有成。

主要負責人

張詩鑫醫師（副院長／預防醫學暨社區醫學部主任）

成員

呂忠穎副主任、蔡昇峰組長、吳胤瓛副管理師、楊佳翰事務員、家庭醫學科、小兒科、消化內科、耳鼻喉科、遠距醫療中心、護理部

獨特性

致力扮演社區健康促進倡導者角色，除了是院內跨單位聯繫專業醫療、護理行政團隊，運用院方醫療資源提供民眾預防保健、長者社區護理、偏鄉醫療服務、強化分級醫療外，亦是社區與院方聯繫橋梁。

成績單

- 自二〇一七年起原本一個偏鄉據點擴增至二〇二二年十四個據點，二〇二二年平均九．四人次／診，總計五五一九人次全台第一家專責服務外籍長者施打新冠肺炎疫苗，並協助社區／職場／校園合計施打約七萬三千人次。
- 二〇二〇年：SNQ國家品質標章（醫療院所類）。
- SNQ國家品質標章（護理照護服務類）。
- NHQA國家醫療品質獎標章及潛力獎。
- 二〇二二年：SNQ國家品質標章（醫療院所類）。
- NHQA國家醫療品質獎標章。
- 「TMUH醫療創新提案獎勵競賽銀牌」癌症篩檢精進計劃-整合式智能行動平台方案。

09. 海外醫療團隊

一萬公里外，從皇族到貧民的全人照護

要能夠適應新環境的挑戰，
充滿學習與嘗試的心情，
才能適合不一樣的新工作環境。

聯合國「二〇三〇永續發展目標」（SDGs）提出十七項全球政府與企業共同邁向永續發展核心目標，其中目標三是「確保及促進各年齡層健康生活與福祉」，第十七項目標是「強化執行手段，重振全球永續發展夥伴關係」，兩者相加下所發揮的綜效與寫照，便體現在北醫附醫史瓦帝尼醫療團的行動上。

一萬公里，是台灣到非洲邦交國史瓦帝尼大約的地理距離；一秒鐘，透過網路連線，

是我們與人在他鄉行醫十四年有餘、北醫附醫史瓦帝尼醫療團長杜繼誠的心理長度。透過視訊連線人在非洲的杜繼誠，訊號斷斷續續停頓與畫面的卡點，雖然人在一萬公里遠卻意外迎來一股真實感。

從二〇〇八年七月初抵達有著「非洲小瑞士」之稱的史瓦帝尼，二〇〇九年北醫附醫正式接手至今，身為首批常駐醫療團先行者的杜繼誠，海外行醫的步伐從未停歇。待得夠久，上至皇室下至貧民，都成為好友。「我代表北醫大承接這個任務，一直在當地工作到現在。如果沒有北醫大體系的支持，史瓦帝尼醫療團也無法發展到今日程度，」他帶點驕傲地說。

疫情嚴峻，照樣為新冠病人開刀

儘管過去十餘年人在異鄉，醫療資源不若台北，但也挺過不少大風大雨，面對突如其來的新冠疫情，杜繼誠坦言，新冠疫情期間的挑戰更為嚴峻，包括醫院管制、病人減少，工作被感染的風險度增加，所以也因應調整工作時間，而且這三年期間所發生的事件更勝以往。

回想過去新冠疫情期間，他所帶領的神經外科團隊，最少在手術檯上遇過三個新冠確診病人。問及他當下心情？訪談後還趕忙要去上班的他，仍不疾不徐地形容發生場景，宛如這是他人的事，「就是有點害怕而已。」

其實，每次進手術房都是全副武裝，過程也非常緊急兇險。其中有位病人，從外院轉到杜繼誠領軍的醫院，他協助手術時才發現該病人確診，接著就被要求將病人轉回原醫院病房隔離，從下午五點等到晚上十二點才成功轉院回去。隔天，改由他和醫療團隊自行開車到外院，幫這位病人進行手術，手術後大約一、兩個星期，病人非常平順恢復，也安全度過感染。

「感染（新冠確診）後的手術，在史瓦帝尼做最多的人就是我！搞不好其他人都沒做！當地醫院只要病人一確診就隔離起來，雖然會進行治療，但不會做手術或其他需要侵入性的治療，避免增加感染風險。包括醫師，還有護士、跟刀醫師，誰要啊！所幸我是帶著一起工作的當地護士。」憑藉著多年經驗累積下來的一身本領、年過七旬的杜繼誠得意地說。

人生幾乎有五分之一的歲月待在史瓦帝尼，這裡儼然是杜繼誠的第二個故鄉，他坦承，從醫療現場到當地氣候適應，每天的情況都很嚴峻，像是冬天好冷，沒有暖氣，只有電熱器而已。他還自嘲說，在非洲一起工作的周圍同仁、鄰居都確診、自己卻沒事，但一回台灣休假就「中獎」。

一待十多年，稱史懷哲太沉重

在地的醫療環境，今昔不可同日而語。當初他初來乍到，還曾用電鋸刀開過手術，當然這情況已經隨著醫療設備進步而不復在，可是問及來到當地的原因，他的答案令人意表，「愛來受苦！喜歡嘗試不一樣的生活！喜歡黑人！我混得最久，黑人都變成我的朋友！」也的確，因為一份情感、一份醫心、一個團隊，他留下來了。

不過，個人生涯規劃像是股推力，也會將人從非洲推回原鄉，「現在團隊不是我組建的，我只是從頭到尾沒跑掉，其他人因為種種原因，或是時間到了不能繼續在這邊待著，這個理由正確！」他解釋了原因，一、需要離鄉背井、脫離原有固定生活方式；二、專業技術在異鄉可能受到影響，不如在台灣唾手可得；此外，自由也是一個誘因。

要當非洲史懷哲並不容易。他表示，只有約三至五％的人，可能會接受不一樣的生活方式，史懷哲並不是常態，如果以後流動性大到可以往來（包括外交、設備資源等），那可能會有更多人來，但現在看起來滿困難的。曾待了七、八年，堪稱在當地時間第二久的廖學聰醫師，目前也已經回台。

北醫附醫副院長王偉舉例，一般內科醫師如有固定病人，若是參加國際醫療團一去一年半載，原來的累積可能必須重來；也有人可能將國際醫療服務當作職涯節點，待三個月到半年就回來。而醫療人員的高流動對於台、史雙邊來說，都增添了不確定因素。

海外醫療團具有挑戰，當然隱藏的醫療價值也大。「我的護士說：『這邊環境其實不差，還滿清幽的。』我說：這裡離歐洲很近，要去旅遊更快，機票更便宜。」歲月和不斷送別沒有磨平杜繼誠的稜角，卻帶來更多幽默感。

杜繼誠跟黑人混、交朋友。一開始，遇到當地人哭窮，要個兩塊錢吃飯，起初他會覺得不爽，但後來一想，對方是真的很窮，哭窮只是打招呼的一種方式，真沒有給錢也就算了。貧窮與樂天，一線之隔。

文化差異之大，杜繼誠莫可奈何卻也樂在其中。他曾發現弄丟了一個物件，問打掃傭人有沒有看到，對方竟然回說，搞不好等等打掃，東西就會出現了。後來，果真如傭人所預言，找回失物。而杜繼誠也發現，就是對方偷的，也很生氣把人抓來臭罵一頓。那位傭人至今還繼續在家中幫忙嗎？杜繼誠坦言，事情永遠沒有辦法就此解決，甚至可能週而復始，又發現東西不見時，也只能請對方留意一下……荒謬的日常，稍稍抹淡了人在異鄉的孤寂感。

除了提供醫療服務外，傳承也是醫療團的使命之一。杜繼誠剛來史瓦帝尼時，只有他和一名護士，工作十五年後才「免費」附給他一位當地醫師，目前為止已經換過六個：第一位跟他的醫師現在於南非從醫；第二位現在當院長；第三位去美國當了小工；第四位到南非接受神經外科訓練，現在已經是神經外科醫師；第五個跟他一個月後，因為太太移民澳洲，現在是澳洲無業遊民。目前有一位醫師是「花錢」請的，已經做了快兩年，即將赴肯亞接受整形外科訓練。

只見杜繼誠如數家珍，**「我們互動傳授了不少醫師訓練，畢竟礙於語言隔閡，需要跟病人解釋時，表達的精確度跟方式上，史瓦帝尼的醫師用他們的方式會更接近病人想要的。」**在彼此的教授與學習中，也同時傳承。

援外醫師變病人，躺病床上替自己看病

十四載悠悠歲月，難道沒有想過放棄的一刻嗎？「現在因為年紀大、時間到了，不能繼續做了！二〇一七年十二月，我的小腸出血有點嚴重，當時緊急在史瓦帝尼開刀。」杜繼誠自承，一開完刀，麻醉甦醒後，第一件事就是想回家！平常他是看診醫師，轉換成病人，同理心更為強烈。

他回憶道，當時覺得人不舒服，週四就先去私人醫院住一晚，週五做胃鏡沒有發現異狀，醫師安排隔週一照大腸鏡。結果週日吃瀉藥那天，血色素降到五點多、幾近於六。於

是，他跟醫師說不要再吃瀉藥了，因為一直出血，可是到了晚上十二點醫師還跑來提醒說繼續吃，結果週一早上麻醉時幫他驗血，竟發現血色素真的僅剩五點多。

「還好我把所有人都叫來，」杜繼誠說，最後是一位萬芳醫院來服務的台灣醫師幫他開刀，他還對那位醫師說：「你負責開刀，我如果因此到天上，也不會怪你！」後來一開腹才發現，真的僅剩三十公分小腸，而為他主刀完成手術後，這位醫師就回台灣了！

至於杜繼誠仍住在加護病房，第三天醒來發現自己咳血，就對護士說自己栓塞、肺水腫，要照電腦斷層（簡稱ＣＴ），當地護理師回說：「醫師不在，要等。」杜繼誠立馬問她，現在ＣＴ室技術員是誰，隨即自己打電話。對方一聽到杜繼誠的名字，馬上安排檢查，結果發現是肺積水。接著他自己再跟主治醫師說明。

杜繼誠生病了還要自己問診，當場調兵遣將，也讓人了解到他深入地方醫療體系的實力。只是他隻身在外，重病纏身，當時太太也跨海前往異鄉照護，只是一到當地，她第一件事就是想回家。這次，杜繼誠住院十來天，也在耶誕節前轉去南非的醫院住了三天，他一邊叨念著，醫師每天來訪視講三句話，一次收五百塊南非幣（約新台幣八百九十元）。那是二〇一八年，恰好是他到史瓦帝尼服務滿十年，癒後的杜繼誠再度回到當地。

究竟是什麼樣的動力，讓他大病過後，還願意再回去？「沒死掉，就繼續了！史瓦帝尼國王通知我回去；再加上多年下來，也有許多當地朋友了。」笑談中，看得出人不親土親，因為一份醫療使命感，史瓦帝尼早已經是杜繼誠的第二個故鄉，其實說穿了，背後的精神就是全人醫療。

擴大布局，建史國全國照護系統

「病人因頭部外傷開刀，可能是生理上的問題，接下來他可能產生挫折感，那是心理問題，再來是經濟問題和社會問題，如果有後遺症，誰要繼續照顧他，費用如何籌措？現在我有一個醫療團隊，包括住院醫師、三個護理人員，我會到史瓦帝尼其他三間公立醫院看診，透過醫療整體系統和全國性照護，可以更方便台灣與當地的互動。北醫附醫的作法這是第一個，」他闡述醫療團多年在史瓦帝尼扎根的成果。

第二個部分是擴大醫療布局。他與醫療團還跟當地醫療單位、復健中心，還有能啟動社會與經濟互動照顧系統的天主教安養中心交流。因為在史瓦帝尼會遇到一個問題，如果病人因外傷導致半身不能動，或因頸椎受傷卻沒有人能照顧，三個月後出院可能會因為敗血症而身亡，如果有一個類似復健中心的機構，就可能活更久一點。結合這兩點，就是杜繼誠口中的「全人醫療」，且真實實踐於遠在一萬公里外的非洲史瓦帝尼。

如此思量與作法要從源頭說起。在早期，台灣推動醫療外交多透過國際合作發展基金會（簡稱國合會）組建醫療團，礙於專業不同與需要穩定人力支援以保永續，於是找上臺北醫學大學（簡稱北醫大）合作，希冀藉由醫學大學研究量能與醫院資源全力動員，以提供邦交國國際醫療服務及傳授醫療專業，增進國際夥伴關係。

也就是以北醫大為航空母艦的概念，包括萬芳、雙和在內的附屬醫院為羽翼，承載著外派醫師調度輪替，逐漸讓醫療團運作邁入良善循環。現今在史瓦帝尼，上至國王下至貧民，已經建立一個全國性的系統團隊，能夠照護當地醫療，且醫療團與當地現有醫療機構都有互動。

之前是杜繼誠一個人做，現在他有一個團隊，不過醫師來來去去，現在整個團隊組合有一位骨科醫師、泌尿科醫師、神經外科醫師，還有一位護理師和秘書，總共五個人，還會再來一位急診科醫師。

王偉補充道，目前採取滾動式醫療服務，**從培養醫學人才到建立醫師資格鑑定制度，北醫附醫打造的是一套完整的培育制度訓練計畫。如此一來，才能真正將醫療資源灑落於史瓦帝尼的土地上。**

二〇一八年，北醫附醫與史瓦帝尼簽訂癌症早期診斷與治療計畫，由萬芳醫院提供醫

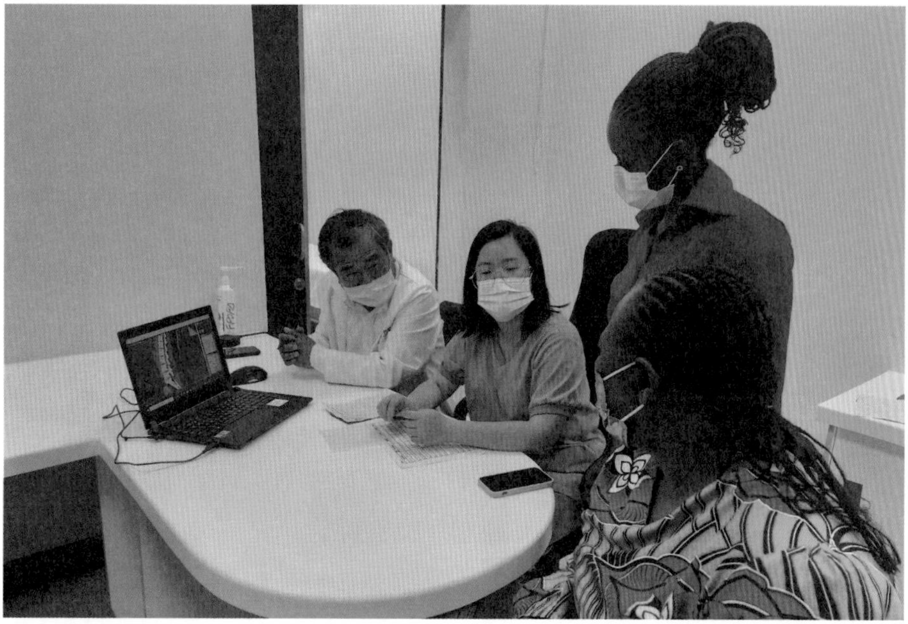

要當非洲史懷哲並不容易，杜繼誠（左）卻在史瓦帝尼一待十多年，投身醫療現場，也投入醫療教育。

療人力及早期篩檢、晚期治療到安寧照護的培訓課程，相對地，史瓦帝尼也派出逾十位專業人士來台受訓。透過交流不僅替史瓦帝尼醫療灑下種子，也加快醫療技術和照護的上手時間。

另一方面，杜繼誠領軍的神經團隊則有兩位當地醫師和兩個當地護理師，加上一名北醫護理師跟著杜繼誠，共有六個人。等於說，醫療團加上杜繼誠的團隊，再連動當地醫療院所，建構了史瓦帝尼的醫療生態系統。因此，病人來看診使用當地病房照護，如果要開刀也是在當地醫院手術室。

他舉例，自己一年大概為兩、三百個病人開刀。如果是腰椎、胸椎或頸椎需要手術，使用固定器械，會由史瓦帝尼的一個基金會提供費用。以頸椎手術打內固定來說，如果到南非進行同樣手術，可能要花南非幣三十萬元，但是，史瓦帝尼的病人在當地開，只要花南非幣二十五元手術費，器械都由政府提供。

也就是說，當地病人無須支付任何費用，而是透過一個基金會系統，由當地衛生部出錢買器械、讓醫師執行。包括像是杜繼誠開腦瘤、腦下垂體腫瘤、脊椎手術，病人也都是僅支付南非幣二十五元手術費，如果是電腦斷層檢查，收費南非幣一百元，若是送到私人醫院則要收南非幣五千元，差距達五十倍。

新冠考驗，台史醫療團隊支援前線

多年的努力和結構性的改變，在新冠疫情這年，爆發了能量！

二〇二〇年，全球新冠肺炎疫情嚴峻，北醫附醫不僅協助成功守住國內疫情，還向史瓦帝尼伸出援手。

位處於非洲南部內陸的史瓦帝尼，不免於外，疫情在當地逐漸升溫。醫療團醫師幾乎疫情期間都沒離開過當地，當時從其他國家來的醫師有人確診，要不就是因重症插管治療。但確診人數持續攀升，許多病人需要防疫物資支持，北醫附醫透過外交管道與醫療團，也緊急空運藥品、呼吸器管路等，讓史瓦帝尼病人緊急使用。

同時，包括史瓦帝尼王室部分成員都染疫確診，一開始先由杜繼誠打前鋒，以藥物治療。位於台灣的北醫附醫得知消息，則火速派出兩名醫師、一名呼吸治療師和兩名護理師組成醫療團前往救援，當時這五人醫療團的外援，連自己家人都不知情。

緊急成軍的醫療團到達史瓦帝尼後，立即展開積極治療，且為了掌握動態，還與院方每天視訊連線，醫療團成員在當地停留長達一個月。努力迎來掌聲。「台灣出色的醫療技術，讓我還來不及對外宣布正在住院治療，就已經康復痊癒了。」史瓦帝尼國王史瓦帝三世說。

更有意義的是，當時參與任務的北醫附醫感染科醫師陳立遠，甚至在完成任務後還決定加入常駐醫療團行列，讓自己的醫療技術發揮更大價值。從醫人到醫心，距離是一萬公里，但抉擇卻僅可能是一分鐘。

目前醫療團的步伐越趨成熟，也展現更多的可能性。王偉表示：「北醫附醫接手史瓦帝尼醫療團是台灣第一家大學成立的常駐醫療團，繼而也接下聖多美普林西比的常駐醫療團服務工作。而且是結合學校和附屬醫院資源，走向全球各地。」

好比夥伴雙和醫院就承接馬紹爾群島醫療合作計畫，提供馬紹爾群島專科醫師門診與手術服務。不僅實踐醫療外交，也讓台灣傑出的醫療技術讓全世界看見之餘，亦實踐SDGs中的永續指標概念：增加全球夥伴關係及增進健康福祉。

面對新環境，誰來挑戰？

通常參加醫療團隊的人選，需要具備何種特質和條件？「要能夠適應新環境的挑戰，充滿學習與嘗試的心情，才能適合不一樣的新工作環境。」杜繼誠說得雲淡風輕，實際上談何容易。但這是他多年來的沉澱與心得，才領悟出的道理。

他認為，要從事海外醫療，不管在心理、生理、社會層面，或是整個經濟面，都要先確認、接受事實，然後克服困難。

至於他如何定義生命的富足？「隨時滿意就好！當你要抱怨的時候，再想想，如果不能不接受呢？那可能就會覺得沒有什麼值得抱怨的！」這並非隨遇而安或者妥協，反而是一種生命洗練下才有的一份清楚。

「我要去上班了。」儘管叨叨絮絮說了十四年在史瓦帝尼的趣事、危險軼事或新鮮事，但一到點，杜繼誠依然在斷斷續續的網路連線中道別，心繫著史瓦帝尼的病人，趕忙著到醫院。醫者初心，不需語言，昭然若揭。

在標點符號中，頓號代表的是：分隔同類並列的事，也就是說，每一個頓號就是一個同類的加入；這如同海外醫療團需要更多的同類入列一樣，每一個頓號型構成一連串的語境。在這語境中，有不分種族、語言的人文關懷，有救死扶傷的醫療技術，有面對罕見疾病的不畏懼和勇敢，有熬得住寂寞的獨處力，而身為先行者的北醫附醫海外醫療團，在這場傳遞微笑的長途途上，多年步履，依然創新挺進。

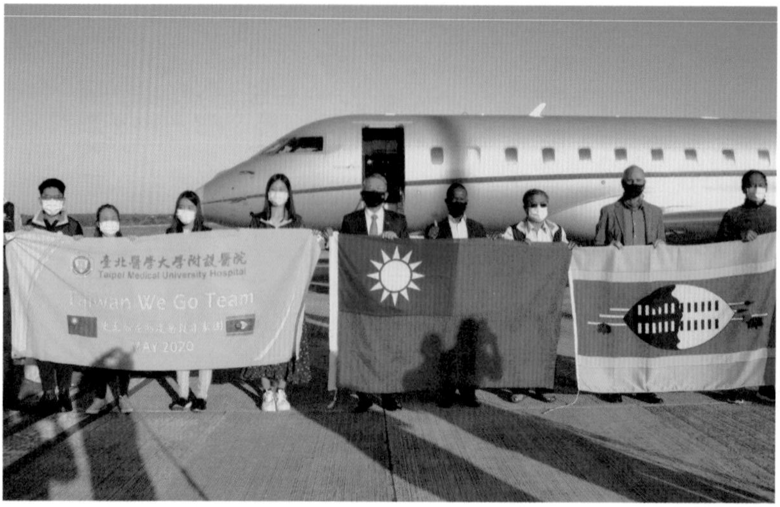

北醫附醫除了海外醫療團隊駐在一萬公里外的史瓦帝尼，COVID-19 期間也曾籌組防疫醫護專家團前往支援。

團隊小檔案

主要負責人

王偉醫師（副院長／君蔚國際醫療中心主任）

成員

杜繼誠團長、廖學聰團長、葉篤學團長、施能泉醫師、鄭文炫醫師、歐凱盈醫師、劉逸文醫師、林俊賢醫師、馬鈺家護理師、廖子瑩秘書、劉書雯秘書、尤櫻儒副主任、李佳恩專員、蕭淑芳專員

獨特性

自二〇〇九年起，派遣常駐醫療團，累計服務超過十三萬當地人次，近年更開啟史國醫學教育的導入，建立國家考試制度。

二〇二〇年及二〇二一年臨危受命派遣全國唯一國際「COVID-19防疫醫護專家團」堅守友邦最前線。

成績單

【特殊獎項】

- 二〇一五年：「外交之友貢獻獎」。
- 二〇一七年：第二屆「國際醫療典範獎-團體獎」。
- 二〇二〇年：「國家生技醫療品質獎社區服務組銀獎」。
- 二〇二一年：「國家生技醫療品質獎社區服務組獎章」。

【團隊獎項】

- 二〇一九年：杜繼誠團長獲頒「國際醫療典範獎-個人獎」。
- 二〇二一年：廖學聰團長獲頒「衛福部專業獎章三等」與鄒怡君護理師、李珮綺護理師、林佑暄護理師獲頒「國際醫療護理防疫團體獎」。
- 二〇二三年：廖學聰團長獲北市醫師公會「杏林獎」、「國際醫療典範獎-個人獎」。
- 新冠疫情期間，兩次籌組史瓦帝尼防疫醫護專家團，共計服務派遣九人次，服務人次一．八萬人次。

第三部

北醫團隊

——關心世界，健康永續承諾

醫院為什麼要永續？以及永續要做什麼？
就是要跟整個社區結合，帶動促進整體健康的概念。
重點在於提供照護品質外，將整體健康理念帶進社區。

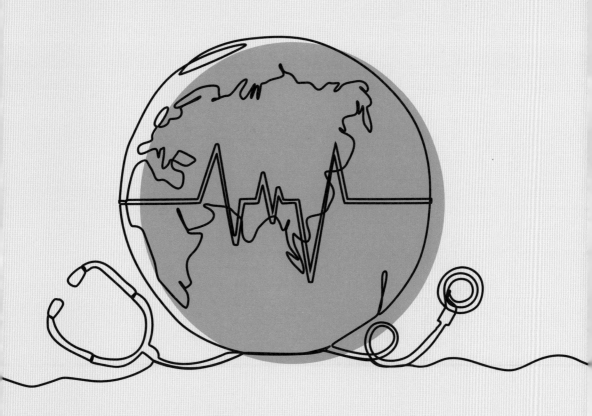

10. 員工關懷中心

用HUMOR打造醫病安心的所在

如果人生以學習成長爲目標，沒有所謂的失敗！

文章的開頭，就從一則寓言為起手式。

很久很久以前，北風與太陽想要比一比誰的力量強，決定辦一場比賽，看看誰能先讓旅人脫下斗篷，誰就是獲勝者。於是，北風就使勁地吹，呼嘯聲中，旅人將身上的斗篷拉得更緊；接著，太陽以溫暖照耀著旅人，他卻因為悶熱順手脫下斗篷。

這則伊索寓言的故事要說的是，與其控制不如真心讓對方心悅誠服，這也是北醫附醫從二〇二一年十月一日開展的「軟實力」工程，推手正是員工關懷中心。

新冠疫情中催生，關懷隔離同仁為起始

新冠疫情是肇始源頭。

「從二〇二一年五月，也就是台灣疫情最嚴峻之際，我們從八月開始規劃到十月成立。我本身是精神科醫師，對此也有意願，就來做了！」鐘國軒說明該中心成立時間軸及催生背景。

中心組長高倩琪回憶，疫情非常嚴重時，醫院有四位員工確診隔離。那段時間，醫院成立一個「社心靈小組」，一開始是打電話關懷隔離同仁，後來發現這樣的互動頗具成效。譬如，確診同仁身體不舒服的緊張焦慮因此減緩；另外，個人心理層面有許多擔憂與害怕，像是：隔離後會不會被貼標籤？回到職場，周遭同事會不會把確診者視為「毒蟲」；在社會層面，有些同仁家中有小孩或父母需要照顧，一旦被隔離，家人該怎麼辦？於是透過電話關懷方式，中心聆聽同仁的心聲，也向醫院回饋，院內政策隨之滾動翻新，員工相對安心和穩定。無形中，起了定錨效應。

高倩琪表示，起初被隔離者多半是醫護人員，陸續也有外包廠商染症，社心靈小組如

同一座橋梁，遇上情況特殊者，隨即向單位反映，主管也會迅速因應。

「那段時間，其他靈性關懷師無法到院，只剩我一個人。我們發現人力不足，便徵召靈性關懷師義工團隊，集訓後參與電話關懷。」有感於靈性關懷的需要刻不容緩，醫院開始聘用專任靈性關懷師，成立員工關懷中心，直接隸屬於院長室。

一般人對心理諮商較為熟悉，至於靈性關懷扮演的角色有何不同？高倩琪解釋，人的心理和靈性很難切割，因此心理師與靈性關懷師確實會處理到重疊之處，不過，進一步探討，心理師面對的是比較物理性、看得到的部分，如：病人看起來很憂鬱，恐懼、擔心、害怕等情緒反應。

經由這些「說得出口的情緒」，**關懷師專注聆聽，病人內心深處可能的靈性困擾，例如不願意面對的人際關係、對於死亡的恐懼、對疾病治療的憂慮，甚至是對來生歸屬的疑問**。關懷師透過同理、接納與支持，提供安全的時間與空間，讓病人願意面對自己生命的議題。

一般來說，在台灣的醫院中，靈性關懷師大部分從安寧病房開始，北醫附醫也不例外。安寧病房多是面對生命末期的患者，面對死亡或宗教性議題，靈性關懷師可以透過五面向評估：了解其生命有沒有意義與價值、在愛的關係有沒有缺失和需求、是否有饒恕的問題、對生命的期望或身後事歸處的交代，以及信仰問題等，進行靈性困擾的關懷和協助。

珍惜每個生命，包括病人與同仁

整個北醫附醫全院上下，包含醫護、行政和外包人員約兩千多人，已經超過中小企業的規模。過去十多年來，政府單位推動於企業人資單位或相關部門提供「員工協助方案」（Employee Assistance Programs，簡稱 EAPs），透過員工輔導服務系統的建置，處理與預防健康、心理或家庭問題。

企業如此，醫院亦然。「原則上，員工管理主要由人資管轄，但較少提及靈性關懷方面，適逢新冠疫情時刻，員工關懷中心應運而生。一手催生員工關懷中心的前院長邱仲峯認為，**醫療處理、科技發展固然重要，但作為『一間珍惜每個生命的醫院』，每個生命也涵蓋了病人及員工。**」內外交織下加上爭取到政府二十萬元補助方案，天時、地利、人和，於焉，促成了員工關懷中心的成立。

該中心主任鐘國軒清楚定義，員工關懷中心的底層邏輯是以「全人全面韌性模式架構」（Holistic and Universal Model of Resilience, HUMOR framework），推動員工關懷的重大工程。而所謂的韌性（Resilience），或稱恢復力、復原力、彈性，究其核心意涵，為「儘管遭逢顯著困境，仍能有效因應」；因此，非常適合應用於員工關懷層面。

他進一步闡釋，根據文獻所載，提升員工個人韌性，機構內各部門的韌性與單位角色功能會隨之提升，機構整體的韌性也隨之強化完滿。而個人韌性，需要由全人角度平衡觀照，在身體韌性、心理韌性力、社會韌性與靈性韌性等面向，找到最佳方程式。

到底何謂「韌性」？鐘國軒在演講時，都用一種植物表述——「蘆葦」。蘆葦的花語就是韌性。「疾風知勁草，板蕩識忠臣」，蘆葦和芒草不一樣，芒草是實心的容易斷掉，但蘆葦是空心的，雖然風吹倒下但可以撐很久還彈回來，這就是韌性的狀態。換言之即為「有顯著的困境，你能夠做正向的調適」。

有鑑於此，學生時代是校刊一員的鐘國軒，為了讓同仁更加深入淺出的了解，特地提出「HUMOR」架構，恰好是幽默一詞的英文，亦象徵正面意涵；內涵則是「生生世世」（三三四四），意指三層（個人、單位、機構）、三策（全面性、選擇性、指標性）、四面（身、心、社、靈）與四力（適當反應、隨時檢視、學習反饋、前瞻準備）等各面向的特色。

有意思的是，如何量化員工靈性關懷？「我覺得人的靈性不容易量化。如果全人關懷指的是『身心社靈』，身是有身體困擾、心靈可能是焦慮睡不著或自殺議題，社會層次可能是財務、資源、人際或家庭問題，靈性部分涵蓋面更廣。不管哪方面的困擾基本上跟靈性多少相關，只不過劃分時，哪邊傾向度高就率先著手幫助。」鐘國軒坦言。

至於如何進行溝通？高倩琪表示，靈性方面偏向質性，主要透過交談的方式；對於受過專業訓練的人來說，藉由談話過程會知道對方的議題傾向，但是不會引導、戳破，而是讓同仁承認和發現自己的議題，協助他願意面對和解決。

用傾聽陪伴與同理安慰，打開心防

高倩琪印象最深刻的，是一位電話關懷的員工。這位同仁的年紀不大，因為先生過世太過悲傷，導致無法正常工作。透過部門主管了解後，同仁願意讓高倩琪透過電話互動，高倩琪聽著這位同仁講述：先生生前對家庭的呵護，及去世後她茫然不知所措的種種。

由於同仁的先生去世還不到半年時間，正處於憂傷高原期。對話過程中，關懷師傾聽陪伴、同理安慰，讓同仁盡情傾訴，如同宣洩洪水般，只有流乾了，才可能淨空。過程中，高倩琪才了解，這位同仁的父母親主導性強，也認為既然逝者已矣，同仁應著手房子買賣及家中物品的處理，無須留戀。但對於傷逝者而言，當時並非處理的好時機，反而因此造成極大的壓力。

當然，從陌生、熟稔到願意打開心門，期間的距離是需要時間熬煮的。一開始，高倩琪一週打一次電話，由於同仁忙於處理先生後事，彼此談話並不深入，大約到了第四次才有突破性進展，約一到兩小時的深入交談，繼而得知同仁父母親斷然處理的方式，已成為她的煩惱源之一。

洞察實際狀況後，高倩琪開始運用一些專業技巧，譬如空椅法；她告訴同仁，可以透過模擬或練習，將真正想法告訴父親。「我們並非長時間諮商，而是靈性關懷陪伴。對於她的家庭狀況，不是一朝一夕就完全清楚，因此只是在她急切需要幫忙時給予支持，而當時她最需要的是練習將自己想法表達出來。」高倩琪強調，「我對她說，個人的憂傷其實還沒有開始，如果願意，隨時歡迎她來暢談。」

靈性之路是漫長、急不得的旅程。兩千多年前就有全人醫療的觀念，也有心靈的概念，但近幾百年來，生物醫學的進步，醫學較偏向身體層面，較少人在乎精神部分，直到二十世紀末，全人醫療再次復興，因此越來越多人能接受心理層面，也認同精神科醫師、心理諮商師或臨床心理師的專業。鐘國軒剖析，推動身心靈概念，首先，觀念的接受就是跨越的第一步。

簡單來說，能否接納此概念進而願意認識、了解一個人？有些人認為，心靈是神經傳導物質的結合，根本沒有靈性需求，也就不需要靈性關懷師。然而，醫院是最容易出現靈性需求的地方，生離死別每天在此上演，此時就需要靈性關懷師的介入。

像是從安寧角度出發思索的課題：死後去處為何？諸如愛、關懷或生命意義等抽象議題，諮商心理師可不可以處理？答案是：當然可以。再試問：靈性關懷師可不可以處理？答案是：當然也可以。兩者有部分重疊，有部分不同。

靈性關懷師的角色需要有其靈性背景和靈性認同。二〇一七年到二〇一九年國民健康署「安寧靈性關懷人員培訓與民間推廣計畫」制定安寧靈性關懷人員專業訓練課程二十八小時課程，是人人都可以上的課程。然而，關懷師證照的取得，需要在課程結束後接受四十個小時醫院實習，並經書面審查，再通過考試面試後才可領證。而證照制度，在國外已經行之有年。

相較心理諮商，靈性關懷更具彈性

「一開始，中心也有聘請專任諮商心理師，後來發現正式進入諮商階段非常困難，因為同仁沒有時間，也不想這麼正式地『諮商』；院外的心理師諮商五十分鐘有其費用。一旦訂價就涉及到一個問題：進行心理治療，付出跟回收是有一定的相關性。但我們員工接受院內心理諮商是免費的，當案主不投入，不願意承諾跟諮商師一起努力時，效果是很差的。」鍾國軒說明剛實施時面臨的情況。

然而，打開另一扇門則有不同風景。鍾國軒表示，在靈性關懷角度上，很多時候是陪伴、關懷與聆聽；制度上，靈性關懷師也比較彈性，更容易接觸到同仁。「陪伴與傾聽是同仁最大的需求，也是我認為該中心最基本供應的一件事情。」他說。

目前北醫附醫員工關懷中心的編制，專任有兩位組長、一位組員，及四位兼任靈性關懷師。再加上支援跨科單位，包括精神科主任、職業醫學科主任、人資室副主任以及推動全人教育相關的教學部主任。中心成立之初的支出來自政府輔助的二十萬元，後續就是透過預算編列，以提供活動、諮商或是教育訓練等費用。

針對不同需求族群，對應策略三大方向

中心運作要上軌道，需要整體的策略規劃。鍾國軒提出三項策略：首先，全面性策略是沿用自殺防治的概念，主要針對一般族群。由於他曾擔任自殺防治中心主管，對於全面性策略、整體規劃已有想法。

第二，對於高危險群提出選擇性策略，而針對真正需要醫療協助的高風險個人則是指

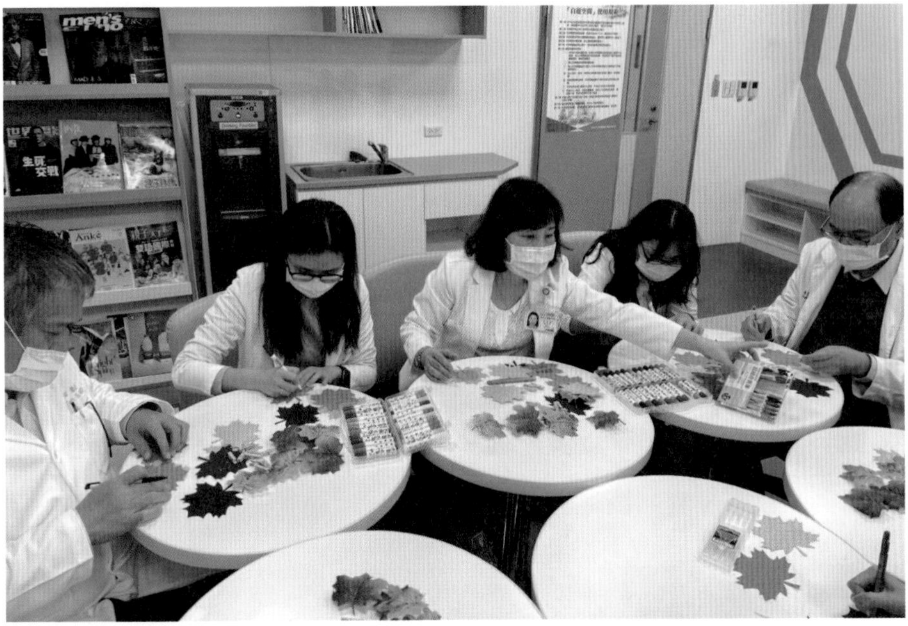

醫療處理、科技發展固然重要，但作為「一間珍惜每個生命的醫院」，每個生命也涵蓋了病人及員工。

標性策略。同時他也指出，三項策略牽涉到整體資源的分配，目前都依照規劃按部就班推動執行中。其中，針對高風險族群，鐘國軒認為，醫院需要更深入的掌握與了解。恰好他在醫療品質部（以下簡稱醫品部）服務，雙邊資源能夠加以運用；有些則仰賴護理長，察覺出需要幫助的同仁或患者，接著主動出擊，展開團體治療、團體演講。

最後，針對指標性策略採個別就醫。「韌性已經到不能再垮的程度。我們安排的活動目標與屬性就不一樣了！我們會結合好幾種方式，請同仁標註，將同仁訓練到具有一定的韌性、達到某個目標，訓練他的反應能力、自我監測能力、學習能力等等。」也就是說，要廣、要深，也要精準命中。

更特別的設計是，該中心的靈性關懷師關懷對象除了員工，還包括全院病人；北醫附醫率先推動「全人醫療篩檢量表」，住院病人入住後都要接受篩檢。全員會診是在二〇二一年六月九日開始推動，鐘國軒至今清晰地記住時間點。

理想很豐滿，但是現實很骨感。包括員工跟病人在內，一個月總和三百人次，在二十個工作天中，平均一天八小時內需要靈性關懷服務十五人次。但關懷師僅有兩位，負荷相對沉重。

從六月開始，全院的（對於靈性關懷師需求）量就開始攀升，從九百多人次變成兩千五百多人次，至今成長兩倍多。

當然，要讓同仁敞開心扉，自然不可能一蹴可幾。鐘國軒不諱言，一開始，除了重要演講之外，他們還到各科說明，或將理念融入人資教育訓練。鐘國軒帶著中心團隊同仁，就像傳道士一樣，不斷穿梭於各科，傳達再傳達。

「先介紹何謂『靈性』及靈性關懷師的角色、流程，若發現同仁有需要該如何協助、該怎麼取得聯繫管道……」鐘國軒說明，「主要是『高、廣、深、易、密』五個特色。高是高層，直接 top down（由上往下）；廣是不只看生理、心理，可以看到更廣處，如果有靈性需求，我們能夠深入協助；最後就絕對保密。我們的分機剛好是『三三四四』。」

從策略與架構著眼，爾後行動。為了保護同仁的隱私，員工關懷中心前面特別設立獨立的關懷空間，裝設院內最好的隔音設備，讓同仁能在相對安靜空間打開心房。

團隊成員基本要件：在乎人

厚積薄發，有為有守，使得方終。

問及鐘國軒為何身兼多職，且仍能屢屢突破。「我會試著發現自己可以做什麼，及我被給予哪些層面的能力，接著好好發揮。我是如此自我期許！」他說起話的語速和邏輯脈絡的迅捷，並行不悖。

其實，他早就達到自己的夢想，當一位主治醫師，好好幫助病人，這也是他披上白袍的起心動念。不管是精神科主任或是醫療品質部副主任，還是身兼自殺防治中心和員工關懷中心主任，每個「接球」當刻，都有一個相似的思考脈絡。

就像當初接獲長官詢問：是否有意願接下員工關懷中心？他的想法是：在精神科接觸到全人教育與醫療品質提升；醫品部著重的品質促進讓他學習協助病人運作領域。而員工關懷的導入剛好結合他的所學與歷練。簡單有力，也是他歷經各部門所累積的見識和膽識。

對於團隊的成員，他也自有定見，尤其必須具備的特質是：在乎人！他強調，何謂在乎人？就是看到一個人會想理解，想予以協助。直白地說，**不只在乎病人也在乎自己的同仁，察覺同仁的需求，亦即同理心和換位思考的態度**。也因為如此，在流程與框架的打磨中，團隊的共識才得以迅速建立。

「談到對人的關懷，這也是全人處理的一個概念。實際狀況包括兩個特性：互補性（complementarity）和互動性（interactivity）。前者是假設我們把人切成身心社靈四個層次，少一部分好像有點缺憾，但更重要的是，彼此是有互動，也會互相影響。」鍾國軒的說明不僅是理論，更來自於臨床的驗證。缺一者，容易落入「分屍式的全人醫療」窘境中。

拿出誠意展現決心，不怕碰到軟釘子

當然，隱藏於下伏流總是存在。由於部門剛成立，難免有一些雜音，或者權責難以界定的模糊地帶，然而，信任就是跨越挑戰的基石。「我會問同仁，你猜我們是做真的？還是做假的？如果你們能夠體會到，我們真的想要幫忙大家，就給我們一個機會服務！」這是鍾國軒在宣導時常說的話，也是真情實意的流露。

他不諱言，還是常常碰到軟釘子。但他和團隊還是一如既往前進，服務同仁、建立行動架構和模式，透過一些中小型醫院整合成立的「醫品病安聯盟」，倡議全人與靈性服務的理念。坐而言不如起而行。

身為精神科醫師，鐘國軒認為，很多人心生恐懼，主要是因為不了解而恐懼。就像他看到病人是想要了解他們，心裡自然不會害怕，就是面對！各個層面的需求確實存在，精神心靈層面的關懷也有其必要性，而這正是員工關懷中心存在的價值。

問及鐘國軒對於生命富足的見解，他的回覆是：好多；但最後選擇了這一句：「如果人生以學習成長為目標，沒有所謂的失敗！」聽起來慷慨激昂、極富正能量，但交談下來的整體感受使然，意外讓採訪記者覺得這句話透顯出一縷縷的暖意。而這不正如同伊索寓言中的太陽，只有和煦的溫度，才使得旅人自動脫下外套，也讓同仁或者病人的心防有卸下來的可能性！

團隊小檔案

主要負責人

鐘國軒醫師（員工關懷中心主任）

成員

李信謙醫師、蘇千田醫師、陳建宇醫師、廖若帆博士、丁于珊副主任、施香婷社工師、高倩琪靈性關懷師、陳宝穎靈性關懷師、洪歆諮商心理師、方靜慧兼任靈性關懷師、范銀絲兼任靈性關懷師、林郁婷兼任靈性關懷師、張慈君兼任靈性關懷師

獨特性

以創新的「全人全面韌性模式」（Holistic and Universal Model of Resilience），推動員工關懷的重大工程。

運用自行開發台灣版的全人量表 THSS，針對住院病人實施身、心、社、靈全人評估，並根據評估的狀況進行相關專業的會診。

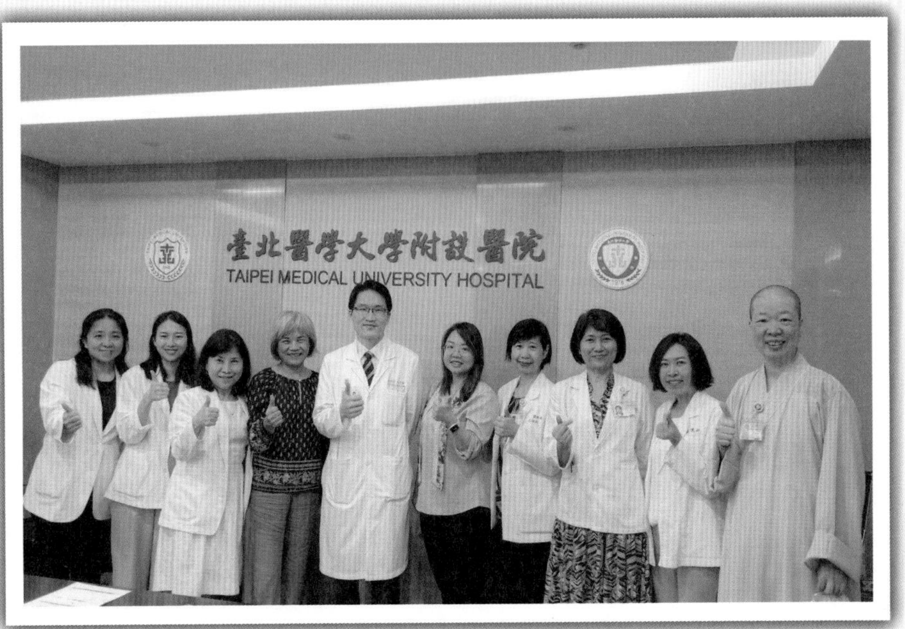

員工關懷中心設有心理師與靈性關懷師，陪伴、協助需要的同仁。

成績單

・全台第一家非宗教醫院聘任專任靈性關懷師的醫院。

・員工個別關懷：服務總人次為四百九十九人次（自二〇二一年十月成立至二〇二二年七月），員工系列心理健康講座全院型共十二場，單位型共十七場，系列舒壓活動共十八場。

・靈性關懷全院會診部分：從二〇二〇年九百三十四人次到二〇二一年二千五百七十八人次，增加了二・七倍。二〇二二年七月更達到二千五百九十人次，超越前一年度全年總量。

11. 永續經營團隊

資訊、智能醫療為前導，落實永續行動

治病僅是一個醫療團隊存在和專長之一，但不能以此自滿，而是要繼續再往前，才是從醫者的初衷。

盛夏時分，炎熱、難以消散的暑氣，背後所隱藏意涵是詭變的氣候變遷；而此，也帶進近來的顯學——ＥＳＧ，這是分別由三個字母縮寫所組成：環境保護（E, Environment）、社會責任（S, Social）以及公司治理（G, Governance）；聯合國全球契約（UN Global Compact）於二〇〇四年首次提出ＥＳＧ概念，被視為評估一間企業經營的數據與指標，也代表著企業社會責任。

當企業經營追求永續不遺餘力，與世界同行，醫院又有哪些面相可以使上力？二〇二二年八月，北醫附醫獲得台灣永續行動獎（TCSA）金獎肯定，登上媒體版面，TCSA在業界有著永續奧斯卡獎美譽，這個鼓勵，也說明北醫附醫在永續經營面上拿下一張非凡的成績單。

北醫大與附設醫院聯手，展現ESG永續行動

醫院為什麼要永續？以及永續要做什麼？就是要跟整個社區結合，帶動促進整體健康的概念。重點在於提供照護品質外，將整體健康理念帶進社區。這個理念的落實，也是北醫附醫近兩年來的行動。

前任院長邱仲峯於任內先將ESG三方面的精神鏈節起來。他認為，心理與靈性的健康，比身體上的健康還重要。例如，一位有慢性病的老人家，他的病可能治不好可是能活得很好，因為他的心理與靈性都健康均衡。「所以應該提供靈性關懷。治病僅是一個醫療團隊存在和專長之一，但不能以此自滿，而是要繼續再往前，才是我們從醫者的初衷。」一句話點出，北醫附醫永續發展關鍵的深度，以及邁入國際賽局的高度。

北醫附醫永續發展推動中心主任黃仲毅補充道，聯合國啟動SDGs創意，面對全球不

同場域、不同國家，也轉化到教育領域，改以USR方式從大學社會責任切入，由於北醫附醫是醫學大學與醫療體系的結合，所以SDGs的第三項指標：「健康與福祉」項目與醫療體系最有關聯。因此，主體以學校方式呈現，成立永續辦公室，由副校長朱娟秀擔任主任，展開之後，醫院體系也參與整合。

黃仲毅解釋，院內在永續發展的路徑脈絡，主要希望能夠延續學校推動永續的概念，但更進一步來說，北醫附醫是一個事業單位，應該以ESG角度切入回應永續需求。所以落實在事業單位的具體實現，就是環境保護、社會責任與企業治理。

於是院方也安排兩位高階主管接受永續課程訓練，就是希望能將把永續和ESG概念，正式導入醫院。預計要成立類似永續辦公室的單位，進行ESG的開展。黃仲毅進一步說明，醫院是公用事業，所以更強調所提供的服務系統建構，公平、透明、公開，不管什麼樣階層身分的人都能利用。永續辦公室成立未來可期，目前則以任務編組永續發展推動中心的形態展開行動。

病歷數位化，率先實施零接觸報到

ESG數據不只靜態的分數，更是動態的展現。「醫院整體資訊化推動占比很多，從此視角看下來就能發現，因為資訊化減少碳排放，繼而效能提升，譬如病人等候時間縮短等業務，表面看似估算時間、實際上就是在講能源和效能的提升，同時也帶動安全性保護力。」現任北醫附醫行政副院長蕭淑代說明。

曾在其他醫院歷練與參與過資訊化轉型工程，且歷經北醫附醫四任院長的行政副院長蕭淑代，帶領北醫附醫永續經營行動馬不停蹄，從掛號資訊、生理測量到就醫資訊，在門診與住院流程都朝數位化邁進。

在資訊流上就變成可運算資料，這些基礎工程在新冠疫情發生後又推進了一把；即使面對新冠險峻疫情時也能達到零接觸報到——病人一進醫院直接插入健保卡，透過篩檢及政府部門資料相連後，病人的旅遊史、職業別、接觸史是否群聚，及發燒與否的資訊，就直入門診系統或住院病歷系統，也直接進入醫院服務流程了！

這套系統早在二〇二〇年就已經在醫院實施，且為全台首屆一指推動的醫院；也因此獲得該年生策會國家科技新創獎。疫情開始時每個出入口，就需要十一到十三個人維持現場秩序，而現在只要擺上三座機器，加上一位同仁在旁輔助動線指引和操作，就能暢通無阻；健保署外部資料與院內量測數據等整合串接起來，讓醫院更能掌握病人整體健康歷程，「疫情期間對人力負荷降載相當有助益。」筆者現場也見證了蕭淑代的描述。

另外，護理部二〇一二年以自動拋轉機制，將入院護理評估，整合生命徵象、營養狀態、跌倒風險、自殺／自傷風險、健康生活型態、居家照護需求等，開發出「住院雲端照護系統」；醫務部二〇一九年十二月自行研發建構「入院預警評估」（Admission Impression- Charlson's Comorbidity Index, AI-CCI），整合共病指標、病人年齡、入院型態及檢驗數值等，進而計算出風險指數，讓醫師據此指數掌握病人疾病複雜性，並據以及早予病家解說與處置溝通的參考；更是讓病人一住院就接收到跨團隊的整合照護，同步優化病歷記載之完備性。

醫囑結構化、自動藥櫃，不只省人力

二〇一七年，實施醫囑結構化。籌畫當時，印象系統裡的醫囑組合套餐有三千多種，後來整體結構化、統整完，驟減至四百多種；醫師看診開醫囑時點選錯誤下降，藥師覆核藥囑正確性也便捷許多，護理師解讀醫囑也更為快速正確，最後給藥錯誤率下降，最終病家受惠。

後續自動藥櫃，全國首家醫院全面導入。藥師進行醫師所開出的臨時藥囑確認後，即進入藥櫃取藥系統，護理師直接操作取藥，因此病人等候取藥時間大幅減少。迥異於過去醫師開醫囑後還要通知傳送人員，待其至藥局領藥，再送回護理站交護理師給予病人，一來一往幾乎都要超過三十分鐘以上，現在臨時醫囑只要醫師開了處方，不需五分鐘就拿到藥，因為在護理站就有一部自動藥櫃連線醫師和藥師端。

診視到取藥，資訊串接一條龍。各個節點上的人等候時間減少了，尤其就是藥物浪費也減量了，相對的，藥局庫存量管控也得到改善。這就達到所謂的「五零藥局」：零等候、零對點、零走動、零退藥、零錯誤。

「**我們醫院的宗旨就是尊重生命。透過教學服務研究，在這樣的運作過程中，就算有盈餘也一定再回到病人端和研發端；研發的目標不只是為了學術，醫院端的研發常是為了改善工作、提供病人更好的服務。**」蕭淑代歸結一個論點：「這就是一個教學、研究與臨床服務的永續循環。如同院方一再強調的精神『一間珍惜每個生命的醫院』，這樣的循環就是珍惜生命的過程！」

珍惜病人與同仁，重視院內溝通給安心

硬實力增進工作效益、提升服務品質；軟實力功夫則是運籌帷幄的磐石。黃仲毅舉例，前院長邱仲峯曾在員工溝通層面著力很深，包括面對主管到基層各個職類的同仁團體，都

舉辦面對面座談會；在很多重大節日，也會親自寫信給同仁們，闡述醫院最近進行的重大事件，透過公開透明方式釋放訊息。

尤其疫情期間，為了讓政策透明公開，還將擴大防疫會議，讓所有同仁參加線上視訊會議，第一時間了解醫院防疫決策。「這種公開訊息的方式，某種程度在回應，每個不同背景、多元化員工組成對於訊息的需求。希望透過這樣的機制，能夠建立一種共識，彼此產生信任與夥伴的關係。」黃仲毅說。

蕭淑代也提出二〇二一年五月進入新冠疫情三級管制之前，醫院正在籌組專責病房，所以需要大量人力進駐，當時邱前院長早在衛福部的獎勵金前，便先預發給第一時間願意進入專責病房的同仁，更將善款化為醫院強而有力的後盾，以員工安全為第一優先考量，指示將善款用於原有「零接觸防疫平台」功能再優化、覆蓋範圍再擴大，以強化進入專責病房醫護同仁的防護。蕭淑代表示掌握時機，當下決策，確實穩定了人心與信賴感建立的重要時刻。

零接觸全面性照護，關心病人與同仁安全

腳步總是要提前一步，才能面對不確定的世局。疫情高峰當下住院的病人多是重症，

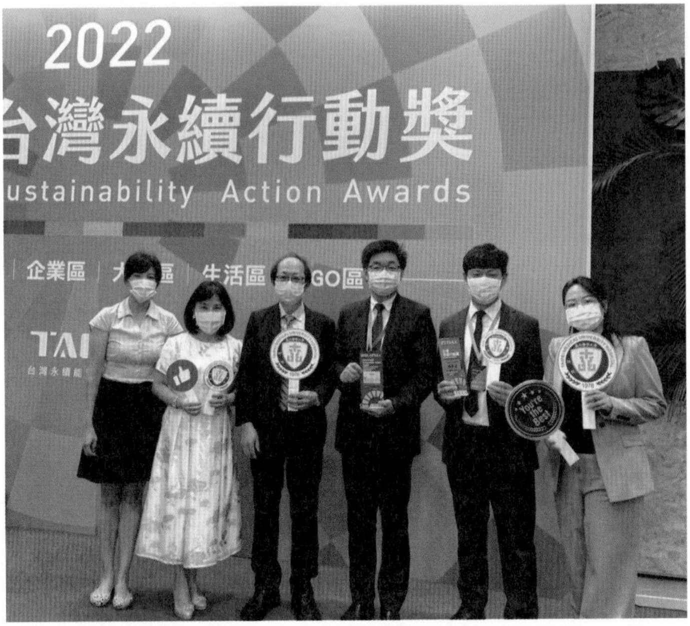

北醫附設醫院榮獲「2022 亞太暨台灣永續行動獎」一金一銅與「傑出永續青年獎」的肯定。

要說醫護人員不恐慌與擔心也是騙人的，北醫附醫規劃「零接觸全面性照護」，就是在病床邊架設感應偵測儀來監測病人病徵，將病人心跳、生命徵象以及經貼片傳輸體溫等數據，經過公式運算結果，數據就直接送到隔離區域的護理站。醫護人員可就近得知病人的狀況，另外也得到一份安全感。

而這架在病床邊的機器就是一個支架，上面有體溫、血壓、血氧儀及平板，病人端偵測到資訊就會拋出來，平板更可用以視訊溝通。另為因應失智、失能病人意識混亂時常跑出隔離病室，導致護理師疲於奔命地追回以確保人身安全，因此加設電子圍籬輔助護理師能及早發現病人移動企圖進一步遏阻病人逃離狀況。

「用善款採購了五十部零接觸機器照護系統。以關心病人、人員安全的初心來啟動善的循環，陸續就有源源不絕的資源與幫助投入。」蕭淑代感觸甚深，將資源投入零接觸防疫平台創新開發和系統擴大整合應用，是項相當複雜與困難的工作，但卻可帶來長治久安，受惠者從病人到照顧團隊；醫院在這場世紀防疫戰疫中，沒有虛度危機，把握危機轉化創新研發、嘉惠病家與同仁。

這案例與二〇一三年北醫附醫因應護理人力荒，而開發「住院雲端照護系統」獲得醫策會首屆智慧醫院標章的緣起如出一轍。

「我院在資訊化智能化開發，總是秉持系統性全面性紮根做起。單純就是從關心同仁、減緩同仁工作負荷開始，近兩年繼續拓展到很多人與人的關懷、溝通，亂世中要非常清楚地融入，快速上線、建置，讓護理人員有了有效、安全的輔助平台，從便捷轉而滿足心靈層次的需求。」蕭淑代很少在言談間直接提及ESG字眼，但其實早在她回到北醫附醫第一天開始，就將此概念深植於心，把行動投入於近三千位同仁裡。

她認為，北醫附醫的發展是一棒接一棒，歷任院長帶領累積過來。醫院從篳路藍縷第一大樓到第二大樓擠進同儕，直到第三醫療大樓落成，二〇〇七年起專業形象聲譽逐步有了大幅持續邁進提升，人才也就開始積累。

蕭淑代不諱言，這與學校體系規劃和人才延攬發展有關，北醫體系從一所私立學校，一家私人醫院，的確需要很多資源挹注，一九九七年擴大有了萬芳醫院加入，二〇〇八年納入雙和醫院，醫療版圖的擴展，在研究或教學及拔尖人才招募，也更順利。

硬體資訊建設創新，兼顧有溫度的醫療

人才到位體系得以躍進，北醫附醫在過程中也隨之光榮起身。蕭淑代一路走來，看著歷任院長任內，在不同面向投入的努力；尤其董事長陳瑞杰擔任院長期間投注尖端醫療設備、拓寬病人輸送的中央走道、舒適美學的病室設計及自動化資訊建設大幅提升，更連結國際資源，拓增同仁的視野外；而前院長邱仲峯的全人關懷也發揮溫柔革命，整體文化轉變持續積累；北醫附醫不只是提供正確、有效醫療，本質上更走在提供「有溫度的醫療服務」上。

蕭淑代認為，資訊化建置是解決問題、提升品質、創新研發的好方法。

傳統各班醫護人員都是班班人人面對面，口頭或電話交接，為免遺漏或失誤最多就增加一張表單或是貼紙，記錄重點貼在病歷後就送出檢查病人。期間無法確保單位或是人員

轉換中，照護重點是否被一致地持續地執行，異常事件檢討中，我們不難看到交班內容寫得不正確、有遺漏或是相關同仁沒有落實執行種種問題，於是二〇一七就開始推動跨單位交班資訊化。

跨單位交班系統會將病人入住條件、生命徵象等等資料加以運算出病人風險，不同風險等級就有不同輸送條件跟標準。所以只要醫囑一開，高危險病人即被標記，其輸送配備也不同，是否需要搭配心臟去顫器、氧氣或是要有醫師陪同都會帶出；而傳送人員、檢查或手術或處置單位技術人員、病房護理師與醫師在任何時間、地點都可以看到一致性的交接內容。這創新研發是一種跨單位流程的整合，讓各單位、各職類人員的工作完備，提升病人輸送安全，實踐北醫附醫「以病家為尊、以同仁為重、以北醫為榮」的核心價值。

恰逢新冠疫情，進入不一樣的險峻挑戰。

尤其在疫情前期三級管制時，散播範圍雖不那麼大，可是去年（二〇二二）接二連三員工確診快速增加、要隔離不能上班、居家辦公種種，雖有視訊防疫會議或是 e-letter 進行院方防疫政策與措施之公告，院內網站也有新冠專區之訊息傳遞；但還是會發生訊息落差，或者各自看圖說故事的解讀錯誤情況。明明是好意，因為資訊盲點而造成誤解，掀起新型態的溝通挑戰。

「所幸，本院一直以來在資訊開發的堅持——系統性、全面向、跨領域整合的問題解決，讓大家從中認識到沒有一個單位可以單打獨鬥完成的，所以跨域整合無形中已形成文化。」蕭淑代說。

做對的事情，把對的事做好

「把對的事情做好，就足以鼓舞我個人的身心靈了！與其說是靈性，不如說那是一種信仰需求。我所指信仰不是宗教，而是我對於這件事情的相信。如果我本來就相信做對的事情，把對的事情做好，是一個很有成就、快樂的事情，那當然獲得心靈平衡！」這是蕭淑代的相信，正因為這份相信，從一個人到一群人一起前行。

她表示，來到北醫附醫，剛開始覺得院內很多制度有待標準化，在人力缺口大時有院方的支持，正好是力推資訊化的機運。當時護理團隊中有醫療資訊背景的護理長、資訊室勇於任事的夥伴相挺，她就常跟開發團隊一起討論，創新路徑中遇到岔路節點，她就要負責尋求資源，與做出決策。

解決問題克服困境，與其規範同仁或是口頭講一堆流程，不如務實地將日常作業流程資訊化，蕭淑代認為，無須多花時間去說服同仁，只要流程順暢簡化，同仁不自覺地就進入改變模式，因此團隊從點擴散至面進而全院性改善。從這個角度來看，「作業資訊化」就是一種最有效、改變人員行為最好的一種解決方案！

「我覺得北醫體系是個能夠溝通的單位，溝通完有共識，遇到困難就往上一層反映，上層就會出面協助，甚或建議第三條路的可能性。」她表示，那就是創新必要的思維。同一條路不能走一輩子，應該不設限地不斷去嘗試優化，遇到困難就要解決，總會有讓自己更好的空間。

組聯盟——「交朋友」，在工作日常深植 ESG 因子

目前在進行的還有一個機制，叫「我們開始交朋友」。透過各個不同主題導向，有所謂的「聯盟機制」，如醫品病安聯盟到社區醫療結盟，如同找朋友、交朋友一樣，跨聯盟討論相關議題，互相分享與學習彼此的經驗；近期在新任施俊明院長支持下，更擴大投入跟地方政府、社區里民、民間團體共同合作，合辦淨山走春活動、信義區體育推廣活動。其實，已然將 ESG 的因子深植在日常工作與內外部互動了。

「每天的工作都在解決問題，必能讓所有運作越來越好，越能貼近擁抱快樂感。就像

看到一個人生病時，你會發現如果給予病人充分的訊息，病人自己也能決策，那麼後續不管在醫療或心靈上也會有一個好的延續。**醫院的立場就是幫病人解決問題，醫療局限下不能解決的就幫助他緩解，讓病人最後一哩路獲得較好的心理慰藉。**」從實然到應然，從硬體到軟體，從生理到心理，跑在第一線的蕭淑代沒有過多的形容詞，只有持續地行動著。

這不就是北醫附醫的永續行動嗎？未完待續，永遠走在學習路上，如同一個分號，總有驚喜與創新。

團隊小檔案

主要負責人

蕭淑代副院長（行政副院長）

成員

黃仲毅主任、呂慧貞主任、毛政賢主任、徐光宏副主任、王佩麟副主任

獨特性

北醫附醫自二〇〇九年發行第一份永續報告書，即邁向更開放、透明的制度化經營道路，除持續發展核心醫療、提升經營品質、導向智慧化醫療外，在員工關懷、全人照護、社區經營、偏鄉離島醫療、節能減廢等面向亦展現卓越成效。

近年除配合體系永續發展目標，與北醫大共同推動USR、撰寫永續報告書，二〇二三年正式成立永續發展委員會、永續發展推動中心，並於二〇二三年三月十三日，成為首批與台灣永續能源研究基金會（TAISE）簽署醫院永續發展倡議書之醫療院所。

未來將持續推動永續發展工作，朝向零碳、永續的目標邁進。

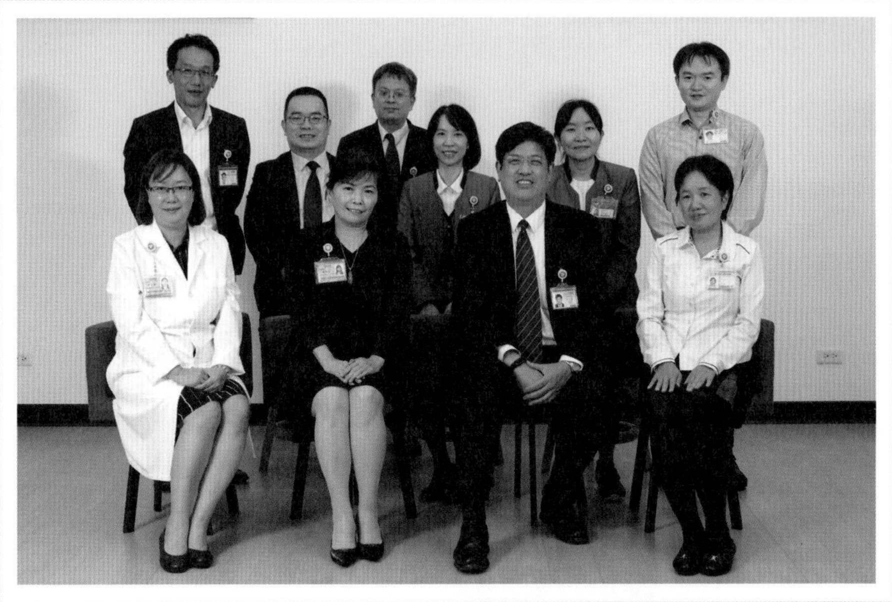

永續不是口號，北醫附醫的永續經營團隊，從工作日常到場域實踐，都一一落實獲得肯定。

成績單

・二〇二二年：亞太永續行動金獎（顱顏中心：台灣唇顎裂治療網—以家庭為中心的全人醫療模）。台灣永續行動銅獎（員工關懷中心：靈性關懷—愛是永不止息）。傑出永續青年獎（家庭醫學科陳宥達醫師：偏鄉服務、推廣親子共讀）。社會共融領袖獎（遠距醫療中心：「緣、聚」醫療，心「零」距離）。

・採行多項節能、減廢、雨水儲流措施，每年減碳一千四百噸以上。

健康樂活 02

生命關鍵、健康永續
北醫附醫全人醫療的溫柔革命

主　　筆：黃亞琪
採訪整理：陳穎勳（院長序）
特約攝影：蘇鈺涵 Hannah Su
照片提供：臺北醫學大學附設醫院（封面、內頁照片第 31、59、75、80、91、111、117、136、154、179、188、199、204、217、223、231 頁）
總 編 輯 / 李復民
特約編輯 / 陳瑤蓉
美術編輯 / Javick 工作室
專案企劃 / 蔡孟庭、盤惟心

讀書共和國出版集團 業務平台
總 經 理 / 李雪麗　副總經理 / 李復民
海外業務協理 / 張鑫峰　特販業務協理 / 陳綺瑩
零售業務協理 / 林詩富　專案企劃協理 / 蔡孟庭
印務協理 / 江域平　印務主任 / 李孟儒

出　　版：發光體文化／遠足文化事業股份有限公司
發　　行：遠足文化事業股份有限公司（讀書共和國出版集團）
地　　址：231 新北市新店區民權路 108 之 2 號 9 樓
郵撥帳號：19504465 遠足文化事業股份有限公司
電　　話：(02) 2218-1417 傳真：(02) 8667-1065
電子信箱：service@bookrep.com.tw
網　　址：www.bookrep.com.tw

法律顧問 / 華洋法律事務所 蘇文生律師
印　　製 / 凱林彩印股份有限公司

國家圖書館出版品預行編目 (CIP) 資料

生命關鍵、健康永續 : 北醫附醫全人醫療的溫柔革命 / 黃亞琪主筆 . -- 初版 . -- 新北市 : 遠足文化事業股份有限公司發光體出版 : 遠足文化事業股份有限公司發行 , 2023.07
面； 公分 . -- (健康樂活 ; 2)
ISBN 978-986-06948-7-1(平裝)

1.CST: 臺北醫學大學附設醫院 2.CST: 醫療服務 3.CST: 醫病關係

419.333　112010942

2023 年 7 月 26 日初版一刷 定價：420 元　書號：2IGE0002
ISBN：978-986-06948-7-1